Thuile
So hilft Ihnen die Magnetfeld-Therapie

Der Autor

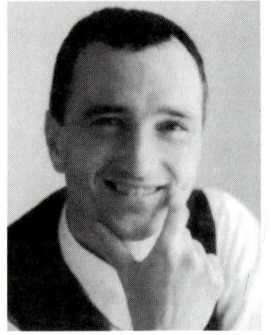

Dr. med. Christian Thuile ist Präsident der Internationalen Ärztegesellschaft für Energiemedizin in Wien und Spezialist für Magnetfeldtherapie.

www.thuile.com

Dr. med. Christian Thuile

So hilft Ihnen die Magnetfeld-Therapie

- Neue Chancen bei über 60 Erkrankungen
- Schonend und ohne Nebenwirkungen
- Wie Sie die Magnetfeld-Therapie zu Hause optimal nutzen

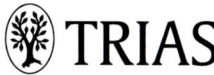

Die Deutsche Bibliothek –
CIP-Einheitsaufnahme

Ein Titeldatensatz für diese Publikation ist
bei Der Deutschen Bibliothek erhältlich.

Leserservice:

Wenn Sie Fragen oder Anregungen zu diesem
Buch haben, schreiben Sie an uns:
TRIAS Verlag
Postfach 30 05 04
D-70445 Stuttgart
oder besuchen Sie uns im Internet unter:
www.trias-gesundheit.de

Umschlaggestaltung:
Cyclus · Visuelle Kommunikation, Stuttgart

Umschlagfotos: MANITU Werbeagentur

Programmplanung:
Sibylle Duelli

Redaktion:
Karl Quadt

Gedruckt auf chlorfrei gebleichtem Papier

© 2000 Georg Thieme Verlag, Stuttgart
© 2002 TRIAS Verlag in MVS
Medizinverlage Stuttgart GmbH & Co. KG
Printed in Germany
Satz: kaltnermedia GmbH, 86399 Bobingen
System: Macintosh, QuarkXPress 4.11
Druck: Druckerei Gutmann, Talheim

ISBN 3-8304-3046-9   2 3 4 5 6

Inhalt

Vorwort zur zweiten Auflage

Die rasante Entwicklung der chemisch-medizinischen Wissenschaft drängte in den letzten hundert Jahren traditionelle physikalisch-medizinische Verfahren der Medizin in den Hintergrund. Mittlerweile zeigen sich jedoch die Schattenseiten dieser Entwicklung – man denke beispielsweise an die Antibiotikaresistenz gewisser Krankheitserreger oder auch nur an die Nebenwirkungen vieler Medikamente auf den menschlichen Organismus. Zunehmend besinnt man sich (auch innerhalb der Ärzteschaft) wieder »sanfterer« regulierender Verfahren, die die Schulmedizin weder verdrängen noch ersetzen wollen, sie aber sinnvoll ergänzen können. Immer neue ergänzende Behandlungsformen und alte Techniken werden entdeckt und wieder belebt.

In der Zeit dieses Bewusstseinswandels erlebt die Magnetfeldtherapie als traditionelles Verfahren der Medizin eine Renaissance wie wahrscheinlich keine andere medizinische Behandlungsmethode neben ihr.

Heute ist die Magnetfeldtherapie von der Schulmedizin im Wesentlichen auf zwei Gebieten anerkannt: als Mittel zur Behandlung von Knochen- und Knorpelerkrankungen und als Analgetikum. Auf diesen Anwendungsgebieten ist ihre Wirkung nicht zuletzt durch doppelblinde Studien so gut nachgewiesen, dass auch ein Plazeboeffekt auszuschließen ist. Für alle anderen Indikationen sammelt man noch Studien. Für ganzheitsmedizinisch Denkende ist es jedoch nicht schwer nachzuvollziehen, dass ein Ansatz, der zum Beispiel über das vegetative Nervensystem Stress reduziert, auch andere Krankheiten und Leiden positiv beeinflussen kann. Wer die grundlegende harmonisierende Wirkung der Magnetfeldtherapie erkennt, wird auch die Vielfalt ihrer Einsatzmöglichkeiten begreifen.

Bei der Magnetfeldtherapie handelt es sich keineswegs um ein geheimnisvolles Wundermittel, das schulmedizinische Weisheiten verdrängen will, sondern um eine unterstützende Maßnahme, die viele der bisher angewandten medizinischen Heilmethoden ideal ergänzen kann. Sie ist keine »alternative Heilmethode«, wohl aber eine Alternative zum herkömmlichen Verständnis von Krankheit und zu einer Medizin, die sich ausschließlich auf die Symptombekämpfung konzentriert, darüber aber den Menschen aus den Augen verliert. Insbesondere so genannte Alltagsleiden benötigen nicht immer eine medikamentöse Therapie, man kann sie mit »sanften Methoden« genauso gut, wenn nicht besser in den Griff bekommen. Die Magnetfeldtherapie spielt hier ohne Frage eine zentrale Rolle.

Die Magnetfeldtherapie ist keine Modeerscheinung – und vor allem ist sie alles andere als neu. Bereits die Mediziner des Altertums verwendeten magnetische Steine zu Heilzwecken.

Keinesfalls hat dieses Buch den Zweck, überzogene Erwartungen zu wecken oder die Magnetfeldtherapie als »Wundermittel« darzustellen, auch wenn darin verblüffende, ja zuweilen unglaublich anmutende Behandlungserfolge beschrieben werden. Wie jede Methode hat auch die Magnetfeldtherapie ihre Grenzen, und es gibt sogar Fälle, wo sie nicht angewendet werden darf (siehe S. 46 f.). Mit der Magnetfeldtherapie lässt sich auch keine spektakuläre Sofortwirkung erzielen – vielmehr ist es eine Methode, die Geduld und Konsequenz erfordert. Auf der anderen Seite zeigt diese Therapie auch bei langfristiger Anwendung keine Nebenwirkungen, im Gegenteil: Patienten berichten häufig, dass sie neben der »Hauptkrankheit« auch lästige »Alltagsleiden« wie Verstopfung oder Schwindelgefühl los geworden sind.

Immer wieder zeigen Studien, dass die Magnetfeldtherapie gemeinsam mit anderen Behandlungsformen die besten Erfolge bringt. Unwissenschaftlich ausgedrückt, versetzt sie den Organismus in vielen Fällen erst in die Lage, auf andere Behandlungsformen zu reagieren. Damit in diesem Buch nicht der Eindruck entsteht, die Magnetfeldtherapie sei das allein selig machende Heilmittel schlechthin, werden in dieser Auflage zu den beschriebenen Leiden und Erkrankungen erstmals auch sinnvolle ergänzende Behandlungsformen angeführt.

Unser Gesundheitssystem verlangt immer mehr nach aktiver Mitarbeit des Patienten, und sei sie finanzieller Natur. Daher ist jeder Patient heute mehr denn je dazu aufgerufen, seine Gesundheit selbst in die Hand zu nehmen. Das beginnt bei einer vernünftigen Lebensweise und endet bei der bewussten Entscheidung für oder gegen bestimmte Behandlungsformen im Falle der Krankheit. Dieses Buch versteht sich jedoch nicht als Anleitung zur Selbstbehandlung, die den Arztbesuch ersetzen kann: Wer unter länger dauernden Beschwerden leidet, sollte unbedingt den Arzt feststellen lassen, was der Auslöser dafür ist! Die sorgfältige ärztliche Diagnose ist die unverzichtbare Basis für einen erfolgreichen Einsatz der Magnetfeldtherapie.

Jedoch: Die Magnetfeldtherapie hat im west- und mitteleuropäischen Raum noch bei weitem nicht den Stellenwert, den sie eigentlich verdient. Ich bin überzeugt, dass mit dem routinemäßigen Einsatz der Magnetfeldtherapie vielen Menschen mit einer Vielzahl von Leiden geholfen werden könnte, dass viele Millionen Schmerztabletten weniger geschluckt werden müssten und dass eine große Zahl von Operationen und Krankenhausaufenthalten nicht mehr notwendig wäre. Was könnte für einen Arzt wohl ein größerer Ansporn sein?

Magneten in der Medizin – kleine Anwendungsgeschichte

Unsichtbare Kräfte, die durch den Raum übertragen werden, ohne dass wir sie mit unseren Sinnesorganen wahrnehmen können, üben seit jeher einen geheimnisvollen Reiz auf den Menschen aus. Noch dazu, wenn sie offenbar durch keine Energiequelle gespeist und niemals von außen erneuert werden. Kein Wunder, dass Magnetismus seit Jahrtausenden die Fantasie der Menschen anregt und zu allen möglichen, auch zu medizinischen Zwecken benutzt wird.

Bereits die alten Chinesen, Inder und Griechen nützten die Heilkraft von natürlichen Magneten. Um 600 v. Chr. empfahl der indische Arzt Sukruta in seinem Ayur Veda Magneten zum Entfernen von eisernen Pfeilspitzen. Zur Stillung von Blutungen verwendete knapp zweihundert Jahre später der griechische Arzt Hippokrates von Kos Magnetstein und den chemisch verwandten Hämatit. Kleopatra, die letzte hellenistische Herrscherin Ägyptens, soll stets ein magnetisches Stirnband getragen haben, um »gute Gedanken anzuziehen«, wie es heißt. Sie dürfte damit wohl ihre chronischen Kopfschmerzen gelindert haben.

Der römische Gelehrte Plinius, der 79 n. Chr. beim Vesuvausbruch ums Leben kam, beschreibt die Verwendung von gemahlenem Magnetstein zur Behandlung von Brandwunden. Römische Ärzte kannten aber auch eine andere Form der Anwendung des Elektromagnetismus: Sie behandelten Arthritis und Gicht, indem sie elektrische Aale anlegten, die Stromstöße austeilten.

Magneten wurden in der Folgezeit entweder als ganze Steine oder gemahlen und mit anderen Zutaten vermischt als Magnetpflaster auf die betroffenen Hautstellen aufgebracht und dienten zur Behandlung von Kahlköpfigkeit, Arthritis, Gicht oder Vergiftungen. Avicenna, der arabische Arzt und Gelehrte des frühen 11. Jahrhunderts, empfahl pulverisierten Magnetstein mit Milch eingenommen als Mittel gegen versehentlich geschlucktes rostiges und damit giftiges Eisen. Es sollte den Rost neutralisieren, wirkte vermutlich aber auch, indem es Brechreiz auslöste. Aus dem 16. Jahrhundert kennen wir ein Rezept für eine Augensalbe mit gemahlenem Magnetstein, die Metallsplitter aus dem Auge ziehen sollte.

Paracelsus

Dass die Anwendung von Magneten zu Heilzwecken nach dem frühen Mittelalter nicht in Vergessenheit geriet, ist dem Schweizer Arzt und Naturheiler Philippus Aureolus Theophrastus Bombastus von Hohenheim, besser bekannt unter dem Namen Paracelsus (1493–1541), zu verdanken.

Paracelsus und sein Werk waren für seine Zeit revolutionär. Er formulierte viele Einsichten, die bis heute Gültigkeit besitzen. Anders als seine Zeitgenossen hielt er manche Krankheiten nicht etwa für das Werk von Dämonen, sondern für die Folge äußerer Einwirkungen auf den menschlichen Körper. So erkannte er den Zusammenhang zwischen den unter Minenarbeitern verbreiteten Lungenkrankheiten und dem Gesteinsstaub in den Bergwerken, erkannte ein erbliches Muster bei Syphilis und brachte Struma in Zusammenhang mit Mineralien im Trinkwasser. Zur Behandlung von Krankheiten wandte er Chemikalien wie Quecksilber, Schwefel, Eisen oder auch Arsen an und war damit der erste Arzt in der Geschichte, der die Chemie in die Medizin einführte.

Geradezu modern mutet seine Ansicht an, dass negative Gedanken auch negative Auswirkungen auf den Körper hätten – dass Körper und Seele also eine Einheit bildeten. Zugleich legte Paracelsus den Grundstein für die moderne Homöopathie, indem er erkannte, dass gewisse Krankheiten mit Substanzen geheilt werden können, die Symptome hervorrufen, die mit denen der betreffenden Krankheit vergleichbar sind.

Nach Paracelsus war dasjenige, was alle Teile von Körper, Geist und Seele zusammenhält, eine geheimnisvolle Lebenskraft, der er den Namen »archaeus« gab, was soviel bedeutet wie »uralt«. Diese Lebenskraft kann durch verschiedenste Mittel gestärkt werden – wie z.B. Nahrungsmittel, Heilkräuter oder auch Magneten. Die Kraft der Magneten könne die menschliche Lebenskraft wieder aufladen und darüber hinaus alle Krankheiten heilen, die auf einen Mangel an »archaeus« zurückzuführen seien. Anders als die Ärzte seiner Zeit, die Magneten zum Entfernen von metallenen Fremdkörpern einsetzten, behandelte Paracelsus die unterschiedlichsten Krankheiten mit Hilfe von Magneten: von Durchfall über Hämorrhoiden bis hin zu Epilepsie. Heute gilt er als einer der Begründer der neuzeitlichen Magnetfeldtherapie.

Seine modernen Ideen und sein selbstbewusstes Auftreten waren seinen Zeitgenossen nicht geheuer – Paracelsus war umstritten, wurde angefeindet und musste schließlich die Universität Basel verlassen. Er starb 48-jährig unter mysteriösen Umständen in Salzburg.

William Gilbert: »De magnete«

Im 17. Jahrhundert erfuhr die medizinische Nutzung von Magneten einen bedeutenden Aufschwung. Sir William Gilbert, Mathematiker und Leibarzt der englischen Königin Elisabeth I., legte 1600 den Grundstein mit seiner Schrift *»De magnete, magneticisque corporibus, et de magno magnete tellure«* (»Über den Magneten, magnetische Körper und den großen Magneten Erde«). Darin räumt er mit überlieferten medizinischen Rezepten auf: Gemahlener Magnetstein in einem Pflaster sei viel zu schwach, um Eisenstücke aus Wunden zu ziehen. Auf dem Kopf angebracht, könne er auch keine Kopfschmerzen kurieren. Unter Gesängen und Beschwörungen aufgelegt, heile er auch keine Geisteskrankheiten. Und unter dem Kopfkissen versteckt, lasse er keine untreuen Weiber aus dem Bett fallen. Er wirke hingegen bei Bleichsucht – die PatientInnen sollten kleine Mengen von Eisenspänen in starkem Essig einnehmen – und er helfe älteren Patienten mit chronischer Malaria und Anämie.

Immer ausgeklügeltere Einsätze von Magneten in der Medizin folgten. Geradezu genial mutet eine Behandlung von Brüchen der Bauchdecke an, bei der der Patient Eisensplitter schlucken sollte. Wenn sie im Darm angekommen wären, sollte der Arzt mit Hilfe von Magneten die vortretenden Därme hinter die Bauchdecke zurückdrängen. Erfolgreich entfernten Ärzte mit Magneten eine verschluckte Nadel, die quer im Rachenraum steckte, und immer wieder Eisensplitter, die ins Auge gedrungen waren.

Werden Fremdkörper heute eher chirurgisch aus dem Auge entfernt, dienen Magneten nach wie vor dazu, verschluckte Nadeln aus dem Magen von Kindern oder Pistolenkugeln und Bombensplitter aus dem Körper von Verbrechens- oder Kriegsopfern zu entfernen. Doch im Laufe der Geschichte der Medizin wurde Magnetismus noch zu ganz anderen Zwecken eingesetzt.

Der Mesmerismus

Der medizinische Einsatz von Magnetismus geriet durch den Arzt Franz Anton Mesmer (1734–1815) ins Rampenlicht, eine der bekanntesten und umstrittensten Gestalten seiner Zeit. Er war Begründer eines nach ihm bezeichneten magnetischen Heilverfahrens, des Mesmerismus. Es wurde lange in die Nähe der Hypnose gestellt.

Gegen Ende des 18. Jahrhunderts experimentierte in Wien der Jesuitenpater und Astronom Maximilian Höll mit künstlichen Magneten aus Kohlenstoffstahl, die er, entsprechend geformt, an den Körpergliedern seiner Patienten anbrachte, um ihre Schmerzen und andere Leiden zu behandeln. Er freundete sich 1774 mit dem etwas jüngeren Mesmer an und gab ihm einige dieser Magneten. Mesmers Patienten litten großteils unter hysterischen oder psychosomatischen Krankheiten, und es gelangen ihm einige an Wunder grenzende Heilungen.

Mesmer formulierte bereits in seiner Doktorarbeit, dass ein subtiles universales Fluidum – eine Art unsichtbare magnetische Energie oder Gas – das Universum wie auch alle Körperflüssigkeiten durchdringe. Es habe die Eigenschaften eines Magneten. Krankheiten traten auf, wenn seine harmonische Verteilung gestört war – ein Konzept, das auch hinter vielen Traditionen ganzheitlicher Medizin steht. Indem der Heiler die Harmonie der Magnetfelder innerhalb des Körpers wiederherstellt, kommt es zur Heilung – oft über eine Krise, die sich in Krämpfen äußern kann. Der Körper verfüge über magnetähnliche entgegengesetzte Pole und sei dadurch empfänglich für den Einfluss der Himmelskörper. Magneten können eine künstliche Strömung innerhalb des universalen Fluidums fördern und so helfen, die Gesundheit wiederherzustellen. Einer Patientin, die an unkontrollierbaren Anfällen litt, gab er Eisenspäne zu essen und setzte ihr dann an Brustkorb und Füßen speziell geformte Magneten an, mit dem Effekt, dass die Symptome verschwanden, nachdem sie plötzlich »ein brennendes Gefühl« gehabt hatte, »das sich wie eine glühende Kohle von den Füßen her durch ihre Glieder ausbreitete«.

Mesmer fand bald heraus, dass sich die anorganischen Magneten problemlos durch nichtmagnetische Gegenstände, aber auch durch Tiere oder Menschen ersetzen ließen. Daraufhin nannte er die grundlegende biophysikalische Kraft hinter dem freien Fluss des Fluidums »animalischer Magnetismus«. Bei sich selbst diagnostizierte Mesmer einen außergewöhnlich starken animalischen Magnetismus, er meinte sogar, er könne nahezu jede Substanz, lebendig oder nicht, magnetisieren und dadurch Kranke von ihrem Leiden befreien. Tatsächlich gelangen ihm einige spektakuläre Heilungen; beispielsweise stellte er das Hörvermögen eines tauben Mannes wieder her, indem er seine Hände über dessen Ohren hielt.

Der spektakuläre Fall der Maria Theresia von Paradis, eines Klavier spielenden blinden Wunderkindes, das eine Pension der Kaiserin Maria Theresia erhielt, wurde Anlass für Mesmers Sturz in Wien. Er heilte sie von der Blindheit – was ihrem Vater nicht recht war, da er nun um die kaiserliche Pension fürchtete. Da sie aber zugleich mit der Blindheit ihren Gleichgewichtssinn und ihr musikalisches Talent verloren haben soll, ließ der Vater die Therapie abbrechen, woraufhin das Mädchen erneut erblindete.

Mesmer musste jedenfalls Wien verlassen. Er ließ sich in Paris nieder. In seinem Pariser Heilsalon therapierte er wegen des großen Andranges bis zu 20 Patienten gleichzeitig. Seine Anhänger, zumeist Mitglieder der wohlhabenden Pariser Gesellschaft, saßen um so genannte »baquets« – mit Wasser, Eisenspänen und herausragenden Stäben gefüllte Bottiche –, übergossen die erkrankten Glieder mit dem magnetischen Wasser oder hielten sich an den Eisenstäben fest. Diese Prozedur fand in theatralischem Ambiente mit Musik, Lichtern und Spiegeln statt. Als Höhepunkt erschien Mesmer selbst, in eleganten Seidenroben und meist einen Glasstab in der Hand. Dieser sollte die Übertragung des von ihm ausgehenden animalischen Magnetismus unterstützen. Einige Patienten wurden dabei ohnmächtig – für Mesmer ein untrügliches Zeichen für die heilende Krise.

Wegen des scheinbaren Hokuspokus (und wahrscheinlich wegen seines großen wirtschaftlichen Erfolgs) wurde Mesmer von der Pariser Ärzteschaft angefeindet. 1784 überzeugten seine Gegner und die Französische Akademie der Wissenschaften König Louis XVI., eine Kommission zur Überprüfung von Mesmers Behandlungsmethoden einzurichten. Dabei wurden Patienten mit verbundenen Augen zunächst vor echte Magneten gesetzt. Anschließend tauschte man die Magnete ohne Wissen der Versuchspersonen gegen Imitationen aus – und verglich die Wahrnehmungen der Patienten miteinander. Das Ergebnis legte nahe, dass die verspürten Effekte großteils auf die Einbildungskraft der Patienten zurückzuführen waren.

Heute ist man sich darüber einig, dass Mesmer in vielem richtig lag. Er gilt als Pionier der modernen klinischen Anwendung von Magnetfeldern, auch wenn die wissenschaftlichen Grundlagen für seine Arbeit erst im Laufe der nächsten zweihundert Jahre entdeckt werden sollten. Daneben scheint Mesmer ein Meister der Hypnose gewesen zu sein, die erst 1843 von James Braids medizinisch begründet wurde. Sein animalischer Magnetismus könnte mit der Energie des Reiki verglichen werden.

Heute sind Magneten aus dem Instrumentarium der Ärzte nicht mehr fortzudenken. Sie leiten Sonden von außen an die gewünschte Stelle, werden zur Kieferkorrektur eingesetzt und stellen mit der Positronen-emissionstomographie (PET) und der Magnetresonanztherapie (MRI) wichtige Diagnosemittel. Und sie dienen zur Behandlung von Knochen-brüchen und Schmerzen. Wie können sie all das? Um das zu verstehen, ist ein kleiner Ausflug in die Physik des Magnetismus und des Elektro-magnetismus notwendig.

Was ist Magnetismus?

Für viele Menschen ist die Vorstellung, Magnetismus hätte heilende oder Schmerzen lindernde Auswirkungen auf einen lebenden Organismus, völlig absurd, und sie reagieren entsprechend verständnislos, wenn ihnen ihr Arzt nach einem komplizierten Knochenbruch zu einer Magnetfeldbehandlung rät. Und dennoch hilft sie. Der Nobelpreisträger für Physik, Werner Heisenberg, ging sogar so weit zu sagen: »Die magnetische Energie ist die elementare Energie, von der das gesamte Leben des Organismus abhängt.« Um das zu verstehen, ist es zielführend, sich zu fragen: Was ist das eigentlich – dieser Magnetismus?

Erkenntnisse im Laufe der Geschichte

Magnetische Phänomene wie das Nordlicht sind seit Jahrtausenden bekannt – auch wenn sie noch nicht sehr lange mit Magnetismus erklärt werden. Seit Beginn der Eisenverarbeitung etwa um 1200 v. Chr. wurde auch systematisches Wissen über Magnetismus angesammelt. Erste Erfahrungen machten die Menschen damit, als sie beim Schmelzen von Eisenerz ein Eisenoxyd der Formel $FeO.Fe2O3$ erhielten, ein natürliches Erz, das als Magnetstein bekannt wurde. Einer Sage zufolge wurde es nach dem griechischen Hirten Magnes benannt, der es entdeckte, als die Nägel seiner Schuhe auf dem Erz haften blieben. Wahrscheinlicher kommt der Name von den natürlichen Magnetsteinvorkommen in der Gegend von Magnesia am Mäander in der heutigen Westtürkei.

In einem Platonischen Dialog von 533 v. Chr. wird erwähnt, dass man Eisenstücke magnetisch machen konnte, indem man sie mit einem Magneten berührte. Um 200 v. Chr. war in China die schwimmende oder auf einer Spitze oder an einem Faden schwebende künstlich magnetisierte Magnetnadel bekannt. 1269 n. Chr. hielt Petrus Peregrinus in einem Traktat über Magnetismus fest, dass diese Kraft über Entfernungen hinweg wirkt, dass Magnetismus nur magnetisches Material anzieht,

Was ist ein Magnetfeld?

Ein Magnetfeld ist ein Kraftfeld, das durch einen natürlichen Dauermag-neten erzeugt wird oder »künstlich« über eine stromführende Spule aufgebaut werden kann. Als klassisches Anschauungsbeispiel dient ein Stabmagnet mit einem magnetischen Nord- und Südpol. Die Kraft des Magnetfeldes zeigt sich als abstoßende Kraft, wenn wir zwei gleich-namige Pole geeigneter Stärke gegeneinander bewegen. Je dichter die Feldlinien, desto stärker ist dieses Magnetfeld. Die Magnetfeldlinien selbst fließen vom Nord- zum Südpol. Mit Eisenspänen auf einem Blatt Papier, das auf einem Stabmagneten liegt, lassen sie sich sichtbar machen.

Ein Magnetfeld kann statisch, also konstant und dauerhaft, oder pulsie-rend, also in einer bestimmten Frequenz, getaktet sein. Die Magnetfelder moderner Therapiesysteme sind durchwegs gepulst (»pulsierende elekt-romagnetische Felder«).

Um ein Magnetfeld vollständig zu beschreiben, gibt es drei Größen:

- Stärke,
- Frequenz und
- Polarität.

Die Angabe der **Magnetfeldstärke**, eigentlich der Flussdichte, erfolgt in Tesla (T) oder der noch geläufigen, aber älteren Einheit Gauß (G). Dabei entspricht 1 Tesla 10.000 Gauß. Die Stärke eines elektromagnetischen Feldes wird bestimmt von der Beschaffenheit (dem Widerstand) der Spule und von der Stromstärke (in Ampere). Sie wird berechnet nach der Formel $T = Vs/m^2$. Zu klinischen Zwecken werden Magnetfelder bis zu einer Stärke von 100 Gauß eingesetzt. Doch für die Heimanwendung sind unbe-dingt Felder von wesentlich geringerer Intensität zu empfehlen, etwa in der Stärke des Erdmagnetfeldes (0,5 Gauß) oder darunter.

Die **Frequenz** gibt an, in welcher Geschwindigkeit das Magnetfeld pulsiert, also auf- und abgebaut wird. Bei einem Magnetstein ist sie Null.

Die **Polarität** gibt an, wo der Nord- und wo der Südpol des Magnetfeldes liegt. Viele ganzheitsmedizinische Traditionen, allen voran die Traditionelle Chinesische Medizin (TCM), ordnen verschiedenen Teilen des menschlichen Körpers einen bestimmten Pol zu. Bei einer Therapie mit Dauermagneten werden diese Organe mit diesem Pol angesprochen.

Wechselstrom erzeugt Magnetfelder, deren Polarität sich laufend ändert. Auch in pulsierenden elektromagnetischen Feldern, die zu therapeutischen Zwecken eingesetzt werden, ändert sich die Polarität regelmäßig, sodass sie immer wieder alle Körperstrukturen ansprechen.

dass gleiche Pole einander abstoßen und ungleiche einander anziehen und dass Nordpole nach Norden weisen und Südpole nach Süden. Mit diesem Wissen ausgestattet, unternahmen die Europäer ihre Reisen um den Globus und eroberten dabei die Welt.

Erst um 1600 schrieb Sir William Gilbert, dass auch die Erde selbst ein Magnet sei. Er erklärte den Erdmagnetismus mit großen Mengen natürlicher Magnetsteine und Eisenerze im Erdinnern. Wenn man einen Magneten teilt, so fand Gilbert heraus, so erhält man immer wieder – wenn auch kleinere – Magnete. Magnetisierter Stahl bleibt länger magnetisch als Eisen. – Die statische Energie, die man erhält, wenn man Bernstein mit einem weichen Tuch reibt, ist laut Gilbert eine andere als die des Magneten. Bernstein heißt auf Griechisch »*Elektron*«, und so nannte Gilbert jene andere Energie Elektrizität. Sie hat mit Magnetismus anders, als Gilbert glaubte, jedoch sehr viel zu tun, wie wir noch sehen werden.

Gilberts Arbeit über den Erdmagnetismus wurde folgenreich; so veröffentlichte der englische Astronom Edmund Halley 1701 die erste magnetische Seekarte. Den Erdmagnetismus untersuchte auch Alexander von Humboldt auf seinen Reisen 1799 bis 1804 und stellte fest, dass die Stärke des Erdmagnetfeldes vom Breitengrad abhängt. Er initiierte die erste simultane Beobachtung des geomagnetischen Feldes an verschiedenen Orten auf der ganzen Welt. Die Magnetische Gesellschaft

Göttingen führte zwischen 1836 und 1841 in nichtmagnetischen Baracken an 50 verschiedenen Punkten der Erde solche Beobachtungen systematisch durch.

Magneten und Elektrizität – kleine Forschungsgeschichte

Die wissenschaftliche Erforschung des Zusammenhangs zwischen Magnetismus und Elektrizität setzte zu Beginn des 19. Jahrhunderts auf breiter Basis ein. Auslöser dafür war ein Zufall: 1820 wollte der dänische Physiker Hans Christian Oerstedt seinen Studenten das Prinzip des elektrischen Stroms erklären. In der Nähe eines gespannten Drahts war von einem vorherigen Versuch ein Kompass stehen geblieben. Als Oerstedt den Strom einschaltete, bemerkte er zu seiner Verblüffung, dass die Kompassnadel von ihrer Nord-Süd-Richtung abgelenkt wurde und sich im rechten Winkel zum Draht einstellte. Die logische Schlussfolgerung: Statische elektrische Energie bleibt ohne Wirkung auf einen Magneten – fließender elektrischer Strom jedoch erzeugt um sich herum ein Magnetfeld und ist so in der Lage, eine Kompassnadel abzulenken. Natürlich war Oerstedt von seiner Entdeckung fasziniert und wiederholte den Versuch unter veränderten Bedingungen – beispielsweise platzierte er Gegenstände zwischen den elektrischen Leiter und die magnetische Kompassnadel. Der Effekt blieb jedoch immer derselbe: Die Nadel stellte sich im rechten Winkel zur Fließrichtung des elektrischen Stroms ein.

Oerstedts Entdeckung wurde bald Gegenstand eingehender wissenschaftlicher Untersuchungen: Der Franzose André-Marie Ampère berechnete die magnetischen Kräfte zwischen elektrischen Leitern, der britische Chemiker Michael Faraday konnte nachweisen, dass ein Magnet, der in Bewegung ist, in einem Leiter elektrischen Strom erzeugen kann – dass die Induktion also auch umgekehrt funktioniert. Bald darauf führte der Schotte James Maxwell Faradays Entdeckung auf mathematische Grundlagen zurück und definierte mathematische Formeln für den Zusammenhang zwischen Magnetismus und Elektrizität.

Der Amerikaner Joseph Henry und der Brite William Sturgeon entwickelten unabhängig voneinander Elektromagneten, die zum Heben schwerer Gegenstände genutzt werden konnten. Der deutsche Physiker Heinrich Hertz erzeugte 1888 hochfrequente elektromagnetische Wellen, und 1893 versetzte Nikola Tesla auf der Weltausstellung in Chicago die Besucher mit seinem Wechselstromsystem in Erstaunen.

Heute sind elektromagnetische Felder und Wellen aus unserem Leben nicht mehr wegzudenken. Im Gegenteil, wenn sie fehlen, fehlt uns etwas. Und das hängt mit dem Magnetfeld der Erde zusammen.

Magnetismus und Elektrizität – zwei Seiten derselben Medaille

Diese beiden Energieformen sind nicht »dasselbe«, und doch gibt es die eine nicht ohne die andere. Um einen Leiter, in dem elektrischer Strom fließt, baut sich immer ein Magnetfeld auf, und jedes bewegte Magnetfeld induziert in einem Leiter, im Verhältnis zu dem es sich bewegt, elektrischen Strom. Die Magnetfeldtherapie macht sich diesen Zusammenhang zunutze und wirkt auf die Ionen im Innern des menschlichen Körpers ein.

Das Magnetfeld der Erde und wir

Bedeutung und Einfluss des Erdmagnetfeldes

Pulsierende Magnetfelder sind mit einer Ausnahme künstlich erzeugte elektromagnetische Felder. Die Ausnahme ist unsere Erde.

Man kann sich die Erde wie einen gigantischen Magneten vorstellen, mit einem Nord- und einem Südpol. Die magnetischen Pole der Erdkugel liegen nicht genau an derselben Stelle wie die geographischen Pole, sondern weichen täglich etwas weiter davon ab. Zur Zeit befindet sich der magnetische Südpol etwa 1000 km vom geografischen Nordpol entfernt. Die Polarität des Erdmagnetfelds ist keineswegs statisch: Im Laufe der letzten 10 Millionen Jahre hat es mindestens zehnmal seine Richtung gewechselt.

Das Erdmagnetfeld ist ein elektromagnetisches Feld, denn es wird höchstwahrscheinlich von elektrischen Stromsystemen im Erdinnern erzeugt, die mit der unterschiedlichen Dichte der verschiedenen Erd- und Gesteinsmassen zusammenhängen. Es kommt zu einer Art Dynamo-Effekt: Unterschiedlich dichte Massen im Erdinnern bewegen sich unterschiedlich schnell, reiben aneinander, und Reibung erzeugt Elektrizität. Diese wiederum induziert das riesige, wenngleich schwache Erdmagnetfeld. Die Feldstärke oder Flussdichte des Erdmagnetfeldes ist wie bei allen Magneten an den Polen am größten und folglich in Äquatornähe am schwächsten – ein Phänomen, das schon Alexander von Humboldt nachgewiesen hat. Die Flussdichte (Stärke) des Erdmagnetfeldes beträgt durchschnittlich 0,5 Gauß bzw. 50 Mikro-Tesla, an den Polen 0,7 Gauß, am Äquator lediglich 0,3 Gauß.

Auch die Feldstärke ist beim Magnetfeld der Erde keineswegs statisch, sondern es pulsiert, und zwar mit einer Frequenz von durchschnittlich 7,5 Hertz, die sich unter dem Einfluss der so genannten Sonnenwinde im Minutentakt um viele Zehnerstellen ändern kann.

Ohne das Magnetfeld wäre kein Leben auf unserem Planeten möglich. Das erkannten schon die Forscher des Altertums. Man kann sich das Magnetfeld der Erde wie einen Schutzschild vorstellen, der verhindert, dass schädliche Strahlungen aus dem All auf die Erdoberfläche vordringen. Durch die Schwingungen dieses Magnetfeldes werden diese Strahlungen abgewehrt. Atmosphärische Entladungen, so genannte Sferics, sind Beispiele für elektromagnetische Felder, die für uns von biologischer Wichtigkeit sind. Viele von uns spüren sie als Föhn oder als Wetterfront. Diese Wetterfühligkeit, so konnten Forscher der Universität Gießen nachweisen, ist eine Reaktion unseres Körpers auf magnetische Impulse.

Doch das Magnetfeld der Erde schützt uns nicht nur vor kosmischer Strahlung, es sorgt auch nachhaltig dafür, dass wir uns wohl fühlen. Was geschieht, wenn wir für längere Zeit dem Einfluss des Erdmagnetfelds entzogen sind, zeigte die Raumforschung: Nach der Rückkehr russischer Kosmonauten beobachteten die Wissenschaftler an diesen menschlichen Versuchskaninchen auffällige Osteoporose sowie schwere Depressionen – die so genannte Weltraumkrankheit. Der Einbau künstlicher Magnetfelder in die Raumschiffe konnte diese Symptome deutlich reduzieren.

Wie groß der Einfluss des Erdmagnetfelds auf unser gesamtes Leben ist, zeigt das Phänomen der Schumannwellen. Das sind Wellen, die durch die Resonanz zwischen der Erdoberfläche und der Untergrenze der Ionosphäre (der so genannten Heavyside-Schicht) entstehen. Auf Wellen mit einer Schwingung von 8 bis 10 Hertz spricht die Erdatmosphäre wie ein Resonanzkörper an, denn 8 bis 10 Hertz ist auch die Frequenz des Erdmagnetfelds. Diese Resonanzwirkung hat zur Folge, dass sich Wellen dieser Frequenz bei elektrischen Entladungen rund um die Erde ungedämpft ausbreiten können. Auch in unserem Gehirn gibt es Wellen von genau dieser Frequenz, und sie haben eine bedeutende Aufgabe: Sie regeln unseren gesamten Biorhythmus. Im Hippocampus, einem Gehirnteil an der Innenseite des Schläfenlappens des Gehirns, sind Gehirnströme von exakt dieser Frequenz zu beobachten. Der Hippocampus ist ein sehr alter Gehirnteil. Er speichert optische und Geruchswahrnehmungen, die unser Verhalten bestimmen, und er hat Anschluss an das limbische System, das unsere Konzentration und unser Gedächtnis steuert. Testpersonen in einem magnetfeldfreien unterirdischen Bunker litten unter weitaus stärkeren Chaossymptomen als solche, die nur ohne Tageslicht als Orientierungshilfe leben mussten. Erst und nur bei Zugabe eines leichten elektrischen Feldes, das mit einer Frequenz von 10 Hertz pulsierte, wurden ihre physiologischen Funktionen rasch wieder synchronisiert. Die Schumannwellen sind also ein bedeutsamer biologischer Ordnungsparameter.

Das Magnetfeld der Erde hilft Lebewesen bei der Orientierung: Bakterien, Zugvögel, Wasserschildkröten, Bienen und Wale orientieren sich an ihm, Ameisen, Käfer und Termiten finden mit seiner Hilfe wieder zu ihrem Bau zurück, und auch der ausgezeichnete Orientierungssinn von Tauben geht nachweislich auf kleinste Magnetitkristalle im Schnabel zurück, mit deren Hilfe sie sich am Erdmagnetfeld orientieren – Brieftauben haben also tatsächlich so etwas wie einen eingebauten Kompass. Auch wir Menschen finden mit Hilfe des Erdmagnetfelds unseren Weg: Winzige magnetische Partikel im Ohr helfen uns zum Beispiel in der Wüste bei der Orientierung.

Die Wirkung des Erdmagnetfeldes auf unsere Gesundheit ist noch viel zu wenig erforscht, kann aber offenbar kaum überschätzt werden.

Unser Körper – ein Biomagnet

Damit ein Magnetfeld auf unseren Körper irgendeine Auswirkung haben kann, muss unser Körper Elemente besitzen, die auf magnetische Energie reagieren. Das ist nun in der Tat der Fall. Der berühmte Erforscher des medizinischen Elektromagnetismus, Dr. Robert O. Becker, betont, dass der Mensch wie alle anderen Lebewesen von einem Magnetfeld umgeben ist, das sich »von unseren Körpern aus im Raum ausbreitet, und dass die Felder aus dem Gehirn reflektieren, was im Gehirn vor sich geht.«

Lebewesen bestehen, physikalisch gesehen, aus Atomen verschiedener Elemente, die in Wasser gebettet sind. Diese Atome reagieren auf magnetische und elektrische Kraftfelder. Dass sie das tun, basiert auf den

Bewegungen der Ionen im Körper. Das heißt, elektrisch geladene Teilchen erzeugen natürliche elektrische Ströme, die ein nach außen messbares magnetisches Feld induzieren, das uns umgibt – unser biomagnetisches Feld.

Biomagnetische Felder sind sehr schwach, aber sie eignen sich zu einer sehr genauen Diagnose des Zustandes eines Menschen: Spannungsunterschiede können auf der Körperoberfläche gemessen werden – zum Beispiel im Elektrokardiogramm (EKG) oder im Magnetokardiogramm (MCG) –, sie lassen sich aber auch als Veränderungen der Hirnströme im Elektroenzephalogramm (EEG) oder Magnetoenzephalogramm (MEG) messen.

Dafür, dass unser biomagnetisches Feld aufrecht erhalten bleibt, sorgen Blut- und Lymphströme, Nerven- und Muskelerregungen des Organismus und Diffusionsprozesse. Die stärksten Felder erzeugen die Erregungszentren des Herzens, das Zentralnervensystem und die motorische Muskeltätigkeit.

Biomagnetismus – klein aber oho

Wie stark Lebewesen auf magnetische Kraftfelder reagieren, zeigt ein berühmter Versuch, der in den Niederlanden stattfand. Forscher eines Labors in Nijmegen setzten einen ganz gewöhnlichen Frosch einem Magnetfeld von 160 000 Gauß aus; das ist 320 000-mal so stark wie das Magnetfeld der Erde. Er fühlte sich in diesem Magnetfeld sehr wohl, obgleich er – schwebte. Er nahm bei diesem Versuch auch keinerlei Schaden (– und er hatte vorher keine Eisenspäne als Nahrung bekommen!). Was war geschehen? Jede Aktion erzeugt eine Reaktion, jede Veränderung erzeugt Widerstand. So auch beim Frosch: Die Elektronen in seinem Körper hatten sich beim Einschalten des Magnetfeldes so ausgerichtet, dass sein eigenes schwaches Biomagnetfeld dem starken, dem er ausgesetzt wurde, entgegen gerichtet war. Die resultierende Abstoßung war stärker als die Anziehungskraft der Erde.

Der Punkt, an dem äußere Magnetfelder ansetzen, sind kleine und kleinste Einheiten unseres Körpers: die Zellen und ihr Ionenhaushalt. Eine gesunde Zelle hat einen geregelten Ionenhaushalt, der dafür sorgt, dass Nährstoffe in sie hinein- und Abfallstoffe aus ihr herausfließen können. Diese Ionenbewegungen interagieren mit einem Magnetfeld geeigneter Polarität, Stärke und Frequenz in vielfältiger Weise. Dabei kommen physikalische Effekte wie die Lorentz-Kraft und die Hall-Spannungen zum Tragen.

Bewegte Ladungen im Magnetfeld

Wenn sich ein Leiter in einem Magnetfeld bewegt, so fand schon Michael Faraday 1831 heraus, entsteht an seinen Enden Spannung – in einem geschlossenen Stromkreis fließt in diesem Fall Strom. Diesen Effekt bezeichnet man als die elektromagnetische Induktion.

Bewegt sich ein geladenes Teilchen durch ein Magnetfeld, so wirkt auf es zusätzlich die Lorentz-Kraft, das ist eine Kraft, die senkrecht zur Bewegungsrichtung des Teilchens und senkrecht zur Richtung des Magnetfelds wirkt. Bewegt sich das Teilchen in Richtung des Magnetfelds, so wirkt keine Lorentz-Kraft.

Als Folge der Lorentz-Kraft entsteht Spannung quer zum Leiter, die so genannte Hall-Spannung. Sie ist wie die Lorentz-Kraft abhängig von der Stärke des Magnetfelds. In guten Leitern mit vielen freien Elektronen (Metall) ist der Hall-Effekt gering, da sie sich nur langsam bewegen. In schlechten Leitern wie dem menschlichen Körper bewegen sich die wenigen freien Ladungsträger schneller – Hall-Spannungen sind die Folge.

Was bewirken Magneten in unserem Körper?

Magnetismus und unser Blut

Die Wirkung der Magnetfeldtherapie mit pulsierenden elektromagnetischen Feldern beruht primär auf der Änderung von Eigenschaften des Blutes; erst die Auswirkungen dieser Änderung sind medizinisch relevant.

Ansatzpunkt sind die magnetischen Eigenschaften des Hämoglobinmoleküls. Ihre Entdeckung durch Linus Pauling bildete einen Meilenstein auf dem Weg zu einer Erklärung der Wirkungsweise magnetischer Felder auf den menschlichen Organismus. Hämoglobin kann in zwei Formen vorliegen: als oxygeniertes und als desoxygeniertes Hämoglobin. Sie unterscheiden sich in ihrer Molekülstruktur – die so genannte T- und die R-Struktur. Mit diesen ist eine unterschiedliche Fähigkeit der Bindung von Sauerstoff verbunden. Unter Magnetfeldeinfluss wird die Bereitschaft des Hämoglobins zur Strukturänderung gefördert; das hat zur Folge, dass seine Sauerstoff-Bindungsbereitschaft in den Lungen und seine Bereitschaft zur Abgabe von Sauerstoff im Gewebe stark erhöht wird. Das Magnetfeld verbessert damit, stark vereinfacht ausgedrückt, die Sauerstoffversorgung des Organismus durch das Blut.

Die unter Magnetfeldeinfluss erhöhte Sauerstoffbereitstellung des Hämoglobins als Primäreffekt bewirkt über einen Magnetrelais-Effekt die Erweiterung und das Öffnen von Kapillaren und damit eine Belebung des Zellstoffwechsels ganzer Kapillarnetze. Sinkt nämlich der Blutfluss und der Sauerstoffpartialdruck in den Kapillaren unter einen kritischen Wert, so hat das zunächst Auswirkungen auf die Natrium-Kalium-Pumpen in den Membranen der unmittelbar anschließenden Zellen.

Unter gesunder Spannung: die Zellmembran

Der menschliche Körper besteht aus ungefähr 70 Billionen Zellen, die zwar unterschiedlichste Funktionen ausüben, jedoch alle nach dem selben Muster aufgebaut sind: Der Zellkern enthält die Erbinformationen und steuert alle Stoffwechselvorgänge. Ihn umgibt das Zytoplasma, eine Flüssigkeit, die je nach der Menge an Salzen, die sie enthält, auch zähflüssig oder annähernd fest werden kann (Knochenzellen). Das Zytoplasma enthält auch die Zellorganellen, die unterschiedliche Aufgaben erfüllen. Das Ganze ist umgeben von der Zellwand oder Zellmembran.

Die Mitochondrien sind jene Zellorganellen, die Energie für die Funktionen der Zelle produzieren; sie bilden eine Art Kraftwerk in der Zelle. Die Energie gewinnen die Mitochondrien aus den Rohstoffen des Organismus: aus Zucker, Eiweiß und Fetten. Als Katalysator und Energielieferant dient Sauerstoff, der durch die roten Blutkörperchen zu den Zellen gelangt und als Kohlendioxid wieder ausgeschieden wird.

Damit eine Zelle überleben und ihre Funktionen wahrnehmen kann, muss sie Stoffe mit ihrer Umwelt austauschen. Das geht jedoch nur, wenn sich das Zellinnere von der Zellumgebung unterscheidet, wenn also ein Konzentrationsunterschied bei den einzelnen Stoffwechselprodukten (z.B. Nährstoffen oder Salzen) vorherrscht.

Daher hat die Zellmembran gleich zwei Aufgaben: Sie muss im wässrigen Milieu eine optimale Isolierung gewährleisten, sie muss aber auch einen Stoffaustausch zulassen. Zu diesem Zweck sind in die Zellmembran Ionenpumpen eingebaut. Das Besondere an diesen Pumpen: Pro Pumpvorgang befördern sie drei positiv geladene Teilchen (Natrium-Ionen) aus der Zelle hinaus, aber nur zwei positiv geladene Teilchen (Kalium-Ionen) in das Zellinnere. So sorgen sie für ein elektrochemisches Konzentrationsgefälle, und dieses ist im Grunde die Voraussetzung allen menschlichen Lebens! Denn nur dadurch gibt es jene elektrische Spannung zwischen Zellinnerem und Zelläußerem, die positiv geladene Teilchen ins Zellinnere fließen lässt.

Der Aufbau der Zellspannung an der Zellwand ist eine aufwändige Sache: 50–70 % der von den Mitochondrien erzeugten Energie wird für ihren Aufbau verbraucht. Sinkt aber der Sauerstoffpartialdruck in den feinsten Blutgefäßen, so reicht die Energieversorgung der Zellen nicht mehr aus, um das Natrium- und Kaliumionenkonzentrationsgefälle zwischen Zellinnerem und Zellaußenraum aufrecht zu erhalten. Bei herabgesetzter Pumpleistung aber steigt die Ionenkonzentration in der Zelle und mit ihr der osmotische Druck an, Wasser dringt in die Zelle ein und lässt sie aufquellen. Gequollene Zellen wiederum verringern die lichte Weite der Kapillaren, drosseln damit den Blutstrom und setzen zusätzlich die Sauerstoffversorgung des betroffenen Gewebes herab – ein sich selbst verstärkender Schaltmechanismus.

Fließt das Blut aber zu langsam, so können sich die roten Blutkörperchen nicht mehr frei bewegen, sie verklumpen und werden wie Geldstücke in einer Rolle zusammengepresst – das so genannte »Geldrollenphänomen«. Es kann auch als Folge von mangelnder körperlicher Betätigung auftreten, die auf lange Sicht zu Thrombosen, Infarkten etc. führen kann.

Dieser Mechanismus ist durch eine vermehrte Sauerstoffversorgung umkehrbar. Bei ausreichender Bewegung in guter Luft, oder, wo diese nicht möglich ist, unter Einfluss eines geeigneten Magnetfeldes wird eine Verbesserung des Sauerstoffangebots in den Kapillargefäßen erreicht. Sie kann die Leistung der Membranpumpen steigern, den osmotischen Druck senken, die Quellung der Zellen rückgängig machen und so den Zellstoffwechsel auch im Bereich der Kapillaren verbessern.

Für eine verbesserte Funktion der Membranpumpen sorgt hierbei ein weiterer biophysikalischer Effekt der Magnetfeldanwendung: die Lorentz-Kraft. Senkrecht zum Magnetfeld und senkrecht zur Strömungsrichtung des Blutes wirkt sie auf bewegte Ionen als »magnetische Ablenkung« in entgegengesetzte Richtungen – auf positiv geladene in eine andere Richtung als auf negativ geladene. Sie verstärkt die Trennung der mit dem Blutstrom mitgeführten geladenen Teilchen und ruft Hall-

Spannungen hervor – die eine Seite einer senkrecht zum Magnetfeld verlaufenden Blutbahn lädt sich negativ, die andere Seite positiv auf.

Im magnetischen Wechselfeld erhält jede Seite der Blutbahn abwechselnd verstärkt Kationen und Anionen – was den Natrium-Kaliumpumpen der Zellwand die Arbeit erleichtert.

Die Auswirkungen auf den Zellstoffwechsel nahe dem venösen Ende der Kapillaren liegen auf der Hand. Gerade in diesem Bereich ist die Konzentration sterbender Zellen im Vergleich zu Abwehrzellen besonders hoch. Das über das Magnetfeld induzierte Mehrangebot an Sauerstoff aus dem Hämoglobin bewirkt einerseits eine erhöhte Abwehrbereitschaft vornehmlich der Lymphozyten, ferner eine Verbesserung der sauerstoffabhängigen höheren Regulationsmechanismen der Zellen und nicht zuletzt eine verbesserte Nährstoffversorgung des gesamten Organismus.

Und hier setzt die Magnetfeldtherapie an

Unter Magnetfeldtherapie versteht man den Einsatz von gepulsten oder statischen Magnetfeldern zum Zwecke der Behandlung von Erkrankungen. Ein Magnetfeld kann nichtmagnetische Materie mit relativ geringem Energieverlust durchdringen. Ein therapeutisch eingesetztes Magnetfeld kann deshalb ungehindert durch die Kleidung hindurch jede Zelle im Körper erreichen. In der Spulenmitte besitzt das Magnetfeldsystem seine größte Flussdichte bzw. Stärke; mit zunehmendem Abstand von seiner Quelle verliert es an Intensität, wird also nach außen zu deutlich schwächer. Will man also im Rahmen einer Behandlung einen weiter von der Quelle entfernten Punkt erreichen, so muss die anzuwendende Intensität erhöht werden oder der zu behandelnde Körperteil in die Mitte der Spule gebracht werden – der Grund dafür, warum viele Magnetfeldtherapiegeräte röhrenförmig sind.

Pulsierende elektromagnetische Felder verbessern die Durchblutung und erhöhen die Sauerstoffabgabe des Blutes an die Zellen. Zugleich wird der Nährstofftransport zu den Zellen verbessert, sofern genügend Nährstoffe wie Vitamine, Mineralstoffe, Eiweiße usw. vorhanden sind, was viele Heilungsprozesse beschleunigt. Im Gegenzug werden Schadstoffe rascher und vollständiger aus der Zelle abtransportiert, was Leiden wie z. B. Arterienverkalkung lindern hilft. So verbessert sich die Aktivität aller Organe und Organsysteme. Ein regelrechter »Revitalisierungsschub« kann die Folge sein. Häufig äußert sich die therapeutische Wirkung von Magnetfeldern in einer allgemeinen Stärkung der körpereigenen Abwehr, einer Verbesserung der mechanischen Leistung und in einer erhöhten Regenerationsfähigkeit. Das erklärt, warum sie bei viel mehr Leiden helfen kann, als nach der Nennung der klassischen und gut

Damit die Zelle Luft bekommt: Viel trinken!

Jede Zelle ist in Wasser gebettet. Diese Zwischenzellflüssigkeit dient als Transportmittel der Stoffwechselprodukte – Nährstoffe werden an jede einzelne Zelle abgegeben, Schlackenstoffe wieder aufgenommen und über das Blut und die entsprechenden Organe aus dem Körper ausgeschieden. In die Zwischenzellflüssigkeit sind unter anderem Salze eingelagert – und zwar umso mehr Salze, je härter das Gewebe ist. Knochenzellen besitzen zum Beispiel einen hohen Salzanteil (Kalzium und Phosphat) und einen relativ niedrigen Wassergehalt. Den flüssigen Zustand der Zwischenzellflüssigkeit bezeichnet man als Solzustand (von Sole = Salzlösung).

Dieser Solzustand bildet die optimale Voraussetzung für den Stoffwechsel und auch für das Wirken der Magnetfeldtherapie. Bei sehr geringem Wassergehalt oder aber auch bei einer Übersäuerung im Gewebe geht der Solzustand in einen Gelzustand über. Der festere Gelzustand erschwert den Stoffaustausch der Zelle ganz erheblich. Er kann die Ursache für eine Therapieresistenz bzw. unzureichende Ergebnisse in der Behandlung mit dem Magnetfeld sein.

Aus diesem Grund heißt es immer wieder, dass man viel trinken soll – nicht nur während einer Magnetfeldtherapie, sondern auch im »normalen« Leben: das erleichtert den Ionenaustausch an den Zellmembranen und damit die Versorgung jeder einzelnen Zelle mit Nährstoffen und Sauerstoff.

erforschten Anwendungsgebiete Schmerzen und Knochenwachstum zu erwarten wäre.

Magnetismus und Schmerzen

Ganz gleich, ob Sie sich mit einem Hammer auf den Daumen schlagen oder an einer schmerzhaften Halsentzündung leiden, alle Schmerzen sind indirekte Folgen von Störungen des vegetativen Nervensystems, ganz gleich, ob sie chronisch oder akut sind oder ob sie auf einer psychischen oder geistigen Überbelastung beruhen.

Das vegetative Nervensystem ist jener Teil unseres Nervensystems, der nicht die Muskeln steuert – das ist Aufgabe des motorischen Nervensystems –, sondern die Funktion aller inneren Organe im Körper lenkt. Es funktioniert weitestgehend autonom, weshalb es auch als autonomes Nervensystem bezeichnet wird, doch können wir es sehr beschränkt mit unserem Willen beeinflussen (zum Beispiel durch Autogenes Training). Es besteht aus zwei Strängen: einem allgemein anregenden, dem Sympathikus, und einem eher beruhigenden, dem Parasympathikus. Im Idealfall befinden sich Sympathikus und Parasympathikus in ihren Aktivitätsphasen über den Tag und die Nacht verteilt in einem bestimmten Gleichgewicht. So sollte der Sympathikus (auch Stressnerv genannt, weil er die Stressreaktion im Körper vermittelt) seinen Gipfel an Aktivität gegen 11.00 Uhr vormittags zeigen, während der Parasympathikus mit seiner entspannenden Wirkung in der Nacht vorherrschen sollte.

Ein Ungleichgewicht dieses Regelkreises hat langfristig schwere gesundheitliche Störungen zur Folge. Migräne, Herzerkrankungen, Kreislaufprobleme, Blutdruckstörungen und Darmentzündungen, chronische Verstopfung, Gastritis, Regel- und Wechselbeschwerden, Geschwüre, Blasenerkrankungen, Hautprobleme, Bronchialasthma und vieles mehr gehen auf Störungen im Bereich des vegetativen Nervensystems zurück und sind Anlass für fast 70 % aller Arztbesuche. Doch damit nicht genug: Auch zuviel Stress gehört hierzu – Stress ist nämlich eine Überaktivierung des Sympathikus – und dessen Folgen sind nicht auf die

Magnetfelder und unser vegetatives Nervensystem

Die Magnetfeldtherapie kann ein aus dem Gleichgewicht geratenes vegetatives Nervensystem wieder ins Lot bringen, indem sie auf seinen Regelkreis positiv einwirkt. Sie dämpft den Sympathikus und hebt seine Reizschwelle, das heißt, auch Schmerzen werden erst später wahrgenommen. Eine grundsätzliche Entspannung unseres gesamten Organismus ist die Folge. Im Detail bewirkt diese Entspannung auch eine Erweiterung der Blutgefäße in den behandelten Körperregionen und auf diesem Weg eine vermehrte Blutzufuhr und eine verbesserte Versorgung dieser Regionen mit Sauerstoff.

Wichtig: Bei vegetativen Störungen, Schlafstörungen, Stress etc. wirkt die Magnetfeldtherapie umso stärker, je geringer die Intensität des Magnetfelds ist!

leichte Schulter zu nehmen: Er führt zu einer Schwächung des Immunsystems, indirekt zu zahlreichen Infektionen und spielt wahrscheinlich auch im Bereich der Tumorerkrankungen eine gewisse Rolle.

Die Weitergabe von Schmerzen und anderen Informationen in unserem Nervensystem erfolgt nach einem ganz einfachen Prinzip: Jeder Nerv hat zwei Möglichkeiten, auf die Informationen zu reagieren, die er erhält: Er kann sie für unwichtig halten und nicht weitergeben, oder er hält sie für wichtig und gibt sie weiter.

Je nachdrücklicher eine Information einen Nerv erreicht (entweder der Informant, ebenfalls ein Nerv, wiederholt die Botschaft pausenlos, oder viele Informanten, also Nerven, sagen ihm dasselbe), desto größer ist die Wahrscheinlichkeit, dass er sie weitergibt. Die Weitergabe von Informationen, Reizen, Schmerzen und anderem erfolgt in unserem gesamten Nervensystem an der gleichen Art von Schaltstellen: den Synapsen. Sie bilden ein einfaches, aber wirksames Einbahnstraßennetz in unserem Körper, welches verhindert, dass Informationen in zwei Richtungen gleichzeitig laufen.

Die Informationsweitergabe an den Synapsen erfolgt mit Hilfe von Ionen, und nur dann, wenn ein Reiz so stark ist, dass er das Spannungspotenzial der Nervenzellen an den Synapsen kurzfristig umkehrt, bringt er die Synapsen dazu, dass sie Ionen abgeben, dass sie »feuern«.

Hier setzt die Magnetfeldtherapie an: Sie erhöht die Spannung an den Synapsen, die von ankommenden Reizen überwunden werden muss – ein Reiz muss also viel stärker als gewöhnlich sein, um das Potenzial umzukehren und die Nervenzelle zum »Feuern« zu bringen. Die erhöhte Reizschwelle hat für den Organismus eines zur Folge: Entspannung. Schmerzempfindungen werden abgepuffert. Schonhaltungen können aufgegeben werden.

Vom Wert der Schmerzen

Schmerzen sind für unseren Körper wichtige Informationen. Stellen Sie sich vor, Sie legen die Hand auf eine heiße Herdplatte. Würden Sie keinen Schmerz empfinden, so würde Ihre Hand bald schwere Verbrennungen davontragen. So aber reagiert Ihr Nervensystem und bewahrt sie davor – in diesem Fall mit einem Reflex. Schmerzen haben also ihre Berechtigung als Warnsignale vor größeren Gefahren.

Unangenehmerweise »feuern« die verbrannten Hände aber auch dann noch, wenn wir sie längst von der Herdplatte entfernt haben. Dann enthält der Schmerz nicht mehr die Information: »Vorsicht – Gefahr!«, sondern bedeutet etwa: »Es gibt eine Störung in der Hand.« Auch diese Meldung ist wichtig. Bei Verbrennungen sorgt sie dafür, dass wir die Hand unter kaltes Wasser halten, damit sich die Verbrennung nicht tiefer ins Gewebe hinein ausbreitet.

Auch chronisch kranke Organe, eingeklemmte Nerven oder entzündete Knochen senden andauernd Meldungen von der Art: »Hier ist eine Störung«. Wenn wir die Ursache kennen, wollen wir diese Meldung gar nicht ständig hören. Diese Schmerzen sind uns keine wichtige Information, sondern nur lästig und unangenehm.

Hier setzt die Magnetfeldtherapie an: Sie lindert diese chronischen Schmerzen und gibt dem Körper damit Gelegenheit zur Entspannung – übrigens auch dem Nervensystem. Denn je häufiger eine bestimmte Nervenbahn benutzt wird, desto sensibler reagieren die entsprechenden Synapsen, oder: desto niedriger ist die Reizschwelle. Auf chronische Schmerzen reagieren wir mit der Zeit immer empfindlicher – ein Grund, warum Schmerzmittel immer schlechter wirken. Die Magnetfeldtherapie sorgt hier für Abhilfe. Mit der Heraufsetzung der Reizschwelle durch die erhöhte Spannung an den Synapsen unterbricht sie diesen Teufelskreis, und wir können die Schmerzen wieder nur so stark empfinden, wie es angemessen wäre.

Hier liegt aber auch die Gefahr: Wer seine Schmerzen mit Magnetfeldtherapie behandelt, sollte unbedingt vorher klären lassen, was die Meldung »Hier ist eine Störung« zu bedeuten hat, ehe er sie unterdrückt. Eine Selbstbehandlung ohne vorherige ärztliche Diagnose ist unverantwortlich!

Natürlich wirkt auch bei der Schmerzlinderung durch Magnetfeldeinfluss die ganze Palette der Erklärungsansätze zusammen: Die einzelnen Mechanismen, die wir bislang betrachtet haben, sind untereinander sinnvoll verknüpft und ergänzen einander. Abgesehen von der Verstärkung der Spannung an den Synapsen werden die lokal behandelten Gebiete besser durchblutet, die betroffenen Organe oder Körperzonen werden besser mit Nährstoffen versorgt, die Stoffwechselprodukte und Schadstoffe werden besser abgebaut.

Magnetismus und unsere Knochen

Die Beeinflussung unserer Knochendichte durch Magnetfelder beziehungsweise durch elektrischen Strom wurde Anfang des 20. Jahrhunderts wissenschaftlich nachgewiesen. Die Grundlagen dazu wurden jedoch bereits im 19. Jahrhundert gelegt. Bald nach Mesmer begann die Erforschung der Wechselwirkung von Magnetismus und der Knochenbildung beim Menschen. Schon 1830 beschrieb der Italiener Luigi Galvani in seiner Arbeit »De Ossibus« eine Wechselwirkung zwischen Knochenaufbau und biomechanisch-elektrischen Phänomenen.

Der Berliner Orthopäde Wolff stellte zu Beginn des 20. Jahrhunderts fest, dass Knochen umso stabiler sind, je mehr sie sinnvoll belastet werden. Der Körper geht offenbar ganz ökonomisch vor: Wird sein Bewegungsapparat nicht benutzt, so wird hier die Knochenmasse verringert. Wolffs Erkenntnisse sind in dem nach ihm benannten Wolffschen Gesetz formuliert: Funktion bildet Struktur.

Unser Knochengerüst ist keineswegs starr, sondern es wird ständig ab- und wieder aufgebaut. Es verändert sich, je nachdem, wie es belastet und benutzt wird. Diese Beobachtung erklärt die starke Osteoporose bei Astronauten: Ihre Knochen sind längere Zeit nicht der Belastung der Erdanziehungskraft ausgesetzt und bildeten sich daher zurück. Nicht nur im Weltraum, auch im Alter geht die Dichte der Knochen zurück. Die Folge sind schon bei geringer Belastung Knochenbrüche, zum Beispiel am Oberschenkelhals. Für die Osteoporose-Vorbeugung lautet eine Konsequenz aus dem Wolffschen Gesetz: Regelmäßige sportliche Betätigung ist für jeden Menschen ungeheuer wichtig, denn unsere Knochendichte wird als Reaktion auf die Belastung beim Sport erhöht.

Doch der Zusammenhang zwischen Magnetfeldern und Knochenaufbau des Menschen geht noch weiter. 1953 entdeckten die Japaner Yasuda und Fukuda, dass sich nicht nur Kristalle, sondern auch Knochenteile unter Druck oder Zug elektrisch aufluden. (Für Kristalle hatten bereits 1880 J. und P. Curie die elektrische Aufladung unter Druck und bestimmten anderen Voraussetzungen entdeckt und als Piezoelektrizität bezeichnet.) Die Entdeckung der piezoelektrischen Eigenschaften von Substanzen im menschlichen Knochen wie Kollagen, Dentin oder Keratin war eine Sensation. Aus den Studien von Wolff und der Entdeckung der Piezoelektrizität des Knochens durch die Japaner wurde auch der Umkehrschluss möglich: Unter Einwirkung eines elektrischen Feldes verändert sich ein Knochen. Oder: Ein elektrisches Feld löst im Knochen einen Reiz zur Strukturbildung aus.

Der elektrische Reiz im Körper, der das Knochenwachstum positiv beeinflussen kann, lässt sich natürlich auch von einem bewegten Magnetfeld hervorrufen, und in der Tat ist dieser Bereich der medizinisch und wissenschaftlich am besten untersuchte Wirkungsbereich der Magnetfeldtherapie.

Pulsierende elektromagnetische Felder üben auf Knochen einen Reiz aus, der sie zum Wachstum, zur Knochenbildung anregt. Nach komplizierten oder schlecht heilenden Brüchen und bei Osteoporose ist eine Magnetfeldtherapie also ein ideales Mittel, um die Knochenbildung anzuregen. Unter Magnetfeldeinfluss wachsen gebrochene Knochen nicht nur schneller, sondern auch in stärker geordneten Strukturen zusammen. Dieser Anwendungsbereich der Magnetfeldtherapiegeräte ist auch von der Schulmedizin inzwischen anerkannt.

Auch bei der Heilung von Operationsschnitten kann die Magnetfeldtherapie wahre Wunder vollbringen. Mit aufgeklebten Magneten zusammengehaltene Operationsschnitte wachsen sauberer und ohne Komplikationen zusammen als solche, die auf herkömmliche Weise genäht werden. Das ließ sich immer wieder sogar unter idealen Vergleichsbedingungen zeigen, indem bei einem einzigen Patienten bei einer längeren Naht beide Techniken angewandt wurden. Das Gewebe der »Magnetnähte« ist glatter und bildet keine störenden Wülste, wie sie bei klassischen Nähten oft auftreten.

Statische oder pulsierende Magnetfelder – eine Geschmacksfrage?

Der Unterschied zwischen Magnetfeldern, die von Dauermagneten und von elektrischen Therapiegeräten erzeugt werden, ist leicht erklärt. Die ersten sind statisch, die zweiten pulsieren, schwingen, verändern sich, werden laufend auf- und abgebaut.

Damit Magnetfelder in elektrischen Leitern Strom induzieren können, müssen sie bewegt werden. Das geht entweder, indem sie auf- und abgebaut werden, oder indem wir uns im Verhältnis zu ihnen bewegen. Viele amerikanische Lastwagenfahrer mit Rückenschmerzen benutzen zur Schmerzlinderung mit ausgezeichnetem Erfolg ein Sitzkissen, in dem sich kleine Dauermagneten befinden. Hier ist es allein schon die Vibration beim Fahren, die für die nötige Bewegung zwischen Magnetfeld und den Leiterbahnen im menschlichen Körper sorgt.

Bei Dauermagneten, die für einige Zeit auf die Haut geklebt werden, entfällt dieses Bewegungsmoment zwar, doch wirken auch auf diese Weise eingesetzte Magnete schmerzlindernd und durchblutungsfördernd. Denn das Blut bewegt sich in unseren Adern oft genug senkrecht zum Magnetfeld.

Theoretisch reicht es bei vielen Beschwerden aus, einen oder mehrere Dauermagnete zu verwenden. Vielleicht muss man etwas länger herumprobieren, bis man einen Magneten gefunden hat, mit dem man Erfolg hat, doch grundsätzlich spricht nichts dagegen. In der Traditionellen Chinesischen Medizin (TCM) werden seit langem Dauermagneten auf Akupunkturpunkte von Meridianen geklebt, um über eine Stimulierung dieser Meridiane die gewünschte Wirkung an den Organen zu erreichen, die diesen zugeordnet sind.

Ein pulsierendes Magnetfeld wird allerdings dann benötigt, wenn eine relative Bewegung des zu behandelnden Körperteils zum Magnetfeld nicht möglich ist und die Wirkung nicht primär auf die Sauerstoffversorgung der betroffenen Glieder abzielt. Das ist der Fall bei allen Knochenbrüchen und Verletzungen, bei denen das betroffene Körperglied ruhig gestellt werden muss. Hier muss das Magnetfeld selbst pulsieren, damit ein Strom induziert werden kann, der das Knochenwachstum anregt oder über die Lorentz-Kraft und den damit verbundenen Hall-Effekt die Nährstoffversorgung der Gewebezellen verbessert.

Ein Hauch von Individualität: die Resonanzwirkung

Pulsierende Magnetfelder unterscheiden sich voneinander durch zwei Kriterien: die Frequenz, in der die einzelnen Impulse aufeinander folgen, und die Amplitude, also die Stärke des Ausschlags bei jedem Impuls. Wir können uns pulsierende elektromagnetische Felder ein wenig vorstellen wie Wellen. Bei Wellen kommt nun ein Effekt zum Tragen, der die Wirkung der Magnetfelder an der Zellwand erheblich verstärken kann: die Resonanz. Wir kennen sie aus der Musik und aus der Mechanik.

Am bekanntesten ist das Phänomen der Resonanz bei Schallwellen: Stimmgabeln beginnen zu schwingen, wenn sie ein Ton erreicht, der mit ihrer eigenen Frequenz schwingt – er versetzt sie in Resonanz. Bei sehr hohen Tönen fangen Gläser an, mitzuschwingen, so sehr, dass sie manchmal sogar zerspringen.

Bei Magnetfeldern ist das nicht wesentlich anders. Jede Zellmembran schwingt mit einer eigenen, von vielen Faktoren abhängigen Frequenz, die von Mensch zu Mensch, von Organ zu Organ und von Zelle zu Zelle verschieden ist. Knochenzellen zum Beispiel schwingen langsamer als Hautzellen, und die Zellen junger Menschen schwingen rascher als die älterer Personen. Jede Zelle spricht nur auf Schwingungen jener Frequenz an, die ihrer Eigenfrequenz am nächsten kommt. Andere Frequenzen lassen uns hingegen völlig »kalt«.

Aus diesem Grund müsste ein pulsierendes Magnetfeld, das nur mit einer Frequenz schwingen würde, je nach Anwendung und je nach Anwender neu eingestellt werden. Es gibt Therapiegeräte, die einen kombinierten Impuls aus verschieden dichten und verschieden starken Sinusschwingungen aussenden. Zusammen bilden diese das Frequenzband des Therapiegeräts. So kann das Gerät mit einer Einstellung verschiedene Gewebe zum Schwingen bringen und auch verschiedene Personen erfolgreich behandeln. Der Behandlungserfolg, die therapeutische Wirksamkeit eines Magnetfeldes, ist daher umso größer, je mehr Oberwellen es enthält und je stärker es sich in einem bestimmten Zeitabschnitt verändert.

Im Oszillographen, einem Gerät, das Schwingungen sichtbar macht, erscheinen kombinierte Schwingungen in bizarrer Form, z. B der viel verwendete Sägezahnimpuls. Über das mathematische Verfahren der Fourieranalyse könnte man sie in ihre Einzelschwingungen zerlegen. Die bestrahlten Körperzellen tun das ganz von selbst und fischen sich diejenigen Schwingungen (oder ihre Oberschwingungen) heraus, die in der Nähe ihrer Eigenfrequenz liegen.

Der Sägezahnimpuls ist im Unterschied zum Rechteckimpuls (bei dem es eine Phase des steilen Anstiegs, eine gleich bleibende Haltephase und eine Phase des steilen Abstiegs gibt) dadurch gekennzeichnet, dass er sich ständig verändert, das Magnetfeld, das er abbildet, also ständig in Bewegung ist – und das heißt, dass es zu einer hohen Induktionskraft kommt.

Für die therapeutische Praxis heißt das: Bei einem Gerät, das mit einem bizarren Impuls wie etwa dem Sägezahnimpuls arbeitet, können besonders niedrige Intensitäten angewendet und das Gesundheitsrisiko klein gehalten werden. Mehr noch: Beim Einsatz des Ganzkörperapplikators sollte unbedingt mit möglichst niedrigen Intensitäten gearbeitet werden, da hierbei in erster Linie auf das vegetative Nervensystem abgezielt wird, und dieses reagiert umgekehrt proportional zum Reiz – frei nach dem Motto: Weniger ist mehr.

Die Praxis hat gezeigt, dass es vor allem mit niedriger Frequenz pulsierende elektromagnetische Felder sind, die mit der Schwingung der Zellmembran in Resonanz gehen und sie dadurch verstärken. Dauermagneten können diesen Resonanzeffekt nicht ausnutzen.

Fein dosiert ist halb geheilt: von der benötigten Magnetfeldstärke

Bei der Magnetfeldtherapie kommt es auf die richtige Dosierung an. Wenn das angewandte Magnetfeld nicht stark genug ist – wenn bei pulsierenden Magnetfeldern die Amplitude nicht hoch genug ist –, reagiert die angesprochene Körperzelle nicht. Ist es zu stark, ist das vergeudete Energie. Oder anders ausgedrückt: Nur in einem bestimmten Amplitudenbereich löst das Magnetfeld in den Zellen des Körpers eine Reaktion aus. Man spricht hier auch vom »Amplitudenfenster«, innerhalb dessen das Magnetfeldtherapiegerät arbeiten muss, um tatsächlich zu wirken.

Jede Zellmembran schwingt nicht nur in einer bestimmten Grundfrequenz, sondern auch mit einer bestimmten Kurvenhöhe, sprich Amplitude. Bei erkrankten Zellen verändert sich durch ihre herabgesetzte Spannung ihre Schwingungsamplitude, d.h. ihre Schwingung wird schwächer. Und genau an diesem Punkt kommt die Resonanzwirkung des pulsierenden Magnetfeldes zum Tragen, denn über die Resonanz kann die Amplitude der Schwingung der Zellmembranen verstärkt werden. Die verstärkte Schwingung wiederum verbessert zugleich die Sauerstoffversorgung der Zelle. Eine jüngste wissenschaftliche Entdeckung bestätigt: Wird die Schwingungshöhe der Zellmembran verstärkt, finden die Empfänger (Rezeptoren) an der Zelloberfläche einen wesentlich besseren Kontakt zum Stoffaustausch. Über die Erhöhung der Amplitude der Zellmembranschwingung wird die Informations- und Nährstoffübertragung auf die Zelle deutlich erhöht. Ohne eine Schwingungsverstärkung, ohne den Resonanzeffekt, bleiben diese positiven Resultate aus.

Magnetfeldtherapie – eine Alternative?

Auch wenn die Magnetfeldtherapie in traditionellen Naturheilmethoden wurzelt und deshalb heute neben anderen ganzheitlichen Therapieverfahren zu den komplementärmedizinischen Behandlungsmethoden zählt, wäre es völlig falsch, sie als Alternative zur Schulmedizin zu betrachten. Eine Alternative ist sie lediglich zum übermäßigen gedankenlosen Medikamenteneinsatz.

Die Magnetfeldtherapie als allein selig machendes Allheilmittel zu betrachten, wäre ebenso unsinnig wie sie zu verteufeln. Längst weiß man aus zahlreichen Erfahrungen von Sportlern, die immer wieder die gleichen Arten von Verletzungen davontragen, dass eine Behandlung ausschließlich mit Magnetfeldern die Heilung und Regeneration zwar gegenüber gar keiner Behandlung erheblich beschleunigt, dass aber eine Behandlung mit Magnetfeldern und hoch konzentrierten Vitamin- und Mineralienpräparaten die Heilungsdauer der gleichen Verletzung noch einmal wesentlich verkürzen kann. Heute geht man immer mehr dazu über, neben einer Magnetfeldbehandlung außer Vitaminen, Mineralien und Spurenelementen auch Massagen, Akupunktur und andere komplementärmedizinische Verfahren zu verordnen.

Die Magnetfeldtherapie stellt eine unterstützende medizinische Behandlungsmethode dar, die sowohl für die medikamentöse Schulmedizin als auch für komplementärmedizinische Heilverfahren als Ergänzung von Nutzen sein kann. Sie ist deshalb keine Alternative, weil sie sich nicht gegen andere Therapieformen stellt, sondern vielmehr eine Brücke zwischen Schulmedizin und Komplementärmedizin bildet.

Die Anwendung der Magnetfeld-therapie

Die Magnetfeldtherapie ist offenbar völlig ungefährlich. 1993 werteten amerikanische Ärzte die klinischen Studien der letzten 17 Jahre aus, in denen mehr als 200 000 Patienten mit pulsierenden elektromagnetischen Feldern behandelt wurden. In keinem einzigen Fall wurde irgendeine schädliche Wirkung erwähnt (The Journal of Rheumatology, Dr. Strock, Dr. Bennett, 20. 3. 1993). Das unterscheidet die Magnetfeldtherapie von herkömmlichen Medikamenten: Ende April 1998 verbreitete die dpa eine Notiz, derzufolge nach Angaben der Arzneimittelkommission der Bundesärztekammer jährlich 8 000 Menschen in Deutschland an den Nebenwirkungen von Medikamenten sterben und weitere 50 000 bis 100 000 Patienten schwer erkranken.

Dennoch stehen viele Ärzte der Magnetfeldtherapie mit Skepsis gegenüber. Grund dafür ist vielfach Unkenntnis. Im Rahmen der regulären universitären und schulmedizinischen Ausbildung lernt ein Arzt bis heute nichts über Magnetfeldtherapie, und aus dieser Unkenntnis heraus warnen viele Ärzte zunächst vor einer Behandlung mit Magnetfeldsystemen.

Zwar weist eine Fülle von klinischen Studien die Wirkungsweise moderner Magnetfeldsysteme immer genauer nach, doch wird die Magnetfeldtherapie immer noch vielfach in eine esoterische Ecke gestellt. Dies beruht nicht zuletzt auf dem Umstand, dass Magnetfelder für die menschlichen Sinne in der Regel nicht wahrnehmbar sind. Dieses Buch will dazu beitragen, das »Geheimnis«, das hinter der Magnetfeldtherapie steckt, zu entmythisieren.

An die 50 000 Erfahrungsberichte aus dem Internationalen Zentrum für Energiemedizin zeigen das gleiche Ergebnis wie die amerikanische Publikation: Die Anwendung der Magnetfeldtherapie ist in niedrigen Dosierungen eine sehr sichere Behandlungsform, die unter Beachtung aller

Gegenanzeigen und nach sorgfältiger Diagnose ohne ernste Nebenwirkungen bleibt.

Stichwort: Gegenanzeigen

Obwohl die Magnetfeldtherapie praktisch nebenwirkungsfrei ist, müssen bestimmte Vorsichtsmaßnahmen eingehalten werden.

• Absolute Gegenanzeigen gelten für Träger elektrischer Implantate (z.B. **Herzschrittmacher**). Diese Geräte können durch ihre Magnetfeldempfindlichkeit in ihrer Funktion beeinträchtigt werden – mit unabsehbaren Folgen für den Patienten.

• Nur unter ärztlicher Aufsicht sollte die Magnetfeldtherapie durchgeführt werden bei:
Epilepsie: Bei Epilepsie ist eine ärztliche Therapiebegleitung dringend erforderlich, weil unter bestimmten Umständen Änfälle ausgelöst werden können. Es gibt zahlreiche positive Studienergebnisse zum Thema Epilepsie und Magnetfeldtherapie, und nur vereinzelt berichten Hinweise in der Fachliteratur von negativen Erfahrungen. Dennoch ist ärztliche Aufsicht im Interesse der Sicherheit des Patienten unverzichtbar.
Schwangerschaft: Aus Mangel an Studiendaten wird hier traditionell zur Vorsicht geraten. Hinweise auf eine positive Wirkung des Magnetfeldes bei Schwangeren gibt es ebenso wenig wie Hinweise auf eine schädliche Wirkung des Magnetfeldes auf den Fötus.
Organtransplantationen: Nach Transplantationen sollte sechs Monate nach der Operation auf den Einsatz der Magnetfeldtherapie verzichtet werden, da in dieser Zeit oft das Immunsystem unterdrückt werden muss. Da die Magnetfeldtherapie das Immunsystem stärkt, sind einige Ärzte der Meinung, dass sie frühestens sechs Monate nach der Transplantation zum Einsatz kommen sollte. Eine individuelle Beratung ist hier notwendig.
Schilddrüsenüberfunktion: Erst nach der erfolgreichen medikamentösen Einstellung der Schilddrüsenüberfunktion kann wie bei jedem Gesunden therapiert werden.

Herzrhythmusstörungen: Treten sie in ihrer schwersten Form auf, wird ebenfalls zur Vorsicht gemahnt.

Fieber: Menschen, die älter als 75 Jahre alt sind, sollten bei akuten Infektionen, die mit Fieber von mehr als 38,5 °C einhergehen, bis zum Abklingen der Fieberphase mit einer Magnetfeldtherapie warten, um ein kurzfristiges Ansteigen der Temperaturen im Rahmen einer Erstreaktion auszuschließen. Anschließend kann das Magnetfeld jedoch die Genesung ganz entscheidend unterstützen.

Blutverdünnung: Obwohl die Magnetfeldtherapie nicht blutverdünnend wirkt, sondern lediglich die Fließeigenschaft des Blutes verbessert, sollten Patienten, die gerinnungshemmende Medikamente einnehmen (z.B. Marcumar), ihre Blutwerte engmaschig kontrollieren. Negative Einflüsse sind bisher in der wissenschaftlichen Literatur nicht beschrieben worden.

Wechselwirkungen und mögliche unerwünschte Wirkungen

Impfungen: Bei der Impfung wird mit einem abgeschwächten oder abgetöteten Krankheitserreger eine Infektion künstlich herbeigeführt. Daraufhin spielt sich im Körper etwas Ähnliches ab wie bei einer wirklichen Infektion. Mit Magnetfeldtherapie verträgt der Körper die Impfung im Allgemeinen besser. Die Immunreaktion verläuft rascher, die Entzündungsreaktion wird klein gehalten und das Risiko einer Nebenwirkung durch die Impfung dadurch geringer. Das Magnetfeld regt vor allem die Produktion von Lymphozyten an; das ist eine Untergruppe der weißen Blutkörperchen, die vor Krankheitserregern schützen.

Medikamente: Oft ergänzt die Magnetfeldtherapie die Medikamentengabe in idealer Form. Durch die lokal verbesserte Durchblutung erreichen die Wirkstoffe der Medikamente die Zelle im erkrankten Organ gezielter, und als Folge der Resonanzwirkung an der Zellmembran kommen die Medikamente effizienter zur Wirkung. Für Antibiotika, Kortison und Insulin ist diese verbesserte Wirkung unter Magnetfeldeinfluss bereits durch Studien belegt. Zugleich werden Nebenwirkungen oft gemildert.

Auch wenn die Magnetfeldtherapie die Wirkung von Medikamenten verbessern kann, darf auf keinen Fall eine verschriebene Medikamentendosis ohne vorherige Rücksprache mit dem Arzt verändert werden.

Schwindelgefühl: Bei Menschen mit niedrigem Blutdruck kann es in der Anfangsphase, besonders morgens, zu einem Schwindelgefühl oder einem Schwarzwerden vor den Augen kommen. Legen Sie in solchen Fällen – wie bei Venenproblemen – die Beine hoch und achten Sie darauf, dass Sie wirklich genug trinken.

Schlafstörungen und Herzklopfen: Als Folge einer falschen Anwendung oder von Ängsten, die mit innerer Anspannung und all ihren Begleiterscheinungen verbunden sind, können diese Reaktionen auftreten. Sie haben nichts mit der Magnetfeldtherapie direkt zu tun. Manchmal schafft gerade in solchen Fällen eine Dosisverringerung – über die psychische Ebene – eine merkliche Erleichterung.

Magnetstreifenkarten: Alle Magnetstreifenkarten können durch ein entsprechend starkes Magnetfeld gelöscht werden. Also: Vorsicht mit Bankomat- oder Kreditkarten. Legen Sie nicht nur Schlüssel, sondern auch die Geldbörse vor der Behandlung zur Seite.

Keine Selbstversuche!

Zwar ist die Magnetfeldtherapie eine Behandlungsform, bei der keine Nebenwirkungen auftreten. Dennoch sei hier nachdrücklich eine Warnung ausgesprochen: Es ist unverantwortlich, bei lästigen Schmerzen irgendwelcher Art selbstständig zur Magnetfeldtherapie zu greifen. Wenn Sie dauernde Schmerzen haben, lassen Sie unbedingt den Arzt feststellen, was sie auslöst. Die Diagnose ist Sache des Arztes. Die Magnetfeldtherapie ist nur eine Ergänzung zur Behandlung durch den Arzt. Fangen Sie auf keinen Fall an, Ihre Schmerzen mit einem Magnetfeldgerät wegzutherapieren, ehe nicht Ihr Arzt geklärt hat, worauf sie beruhen. Sie verfälschen sonst das Erscheinungsbild Ihrer Krankheit und erschweren Ihrem Arzt eine fundierte Diagnose in unverantwortlicher Weise – und letztlich sind Sie es, der die Folgen ausbaden muss.

Erst wenn die Ursache einer Erkrankung oder chronischer Schmerzen bekannt oder eingegrenzt ist, kann an eine Behandlung mit der Magnetfeldtherapie gedacht werden.

Auf dem Weg zum eigenen Gerät

Die Anschaffung eines Heimgeräts ist dann sinnvoll, wenn die Behandlung mehrmals täglich über einen längeren Zeitraum notwendig ist. Die Weg- und Kostenersparnis ist meist ganz erheblich und macht die Anschaffung rentabel. Da die Technik sich ständig weiterentwickelt, werden die Systeme immer günstiger, sodass eine Anschaffung inzwischen leichter leistbar ist als noch vor wenigen Jahren.

Die Fälle, in denen es sinnvoll ist, sich ein eigenes Gerät anzuschaffen, sind gar nicht so selten. Das haben allerdings auch gewiefte Geschäftemacher erkannt, und es gibt viele Trittbrettfahrer und Scharlatane auf diesem Markt.

Leistungsfähige Geräte, die ein pulsierendes elektromagnetisches Feld erzeugen, bestehen aus zwei Komponenten: dem Steuergerät und dem Applikator. Dieser kann eine Ganzkörpermatte oder ein lokaler Applikator in Form eines Kissens, einer Röhre oder eines Akupunkturstabes sein; er dient dazu, einzelne Körperteile direkt zu bestrahlen. Die Anwendung der Ganzkörpermatte übt auf den gesamten Organismus eine gleichmäßige Wirkung aus. Das Steuergerät legt fest, in welcher Frequenz und Stärke das Magnetfeld im Applikator erzeugt wird.

So erkennen Sie einen seriösen Anbieter von Magnetfeldgeräten

- Meiden Sie Verkaufsveranstaltungen. Kontrollieren Sie den Firmensitz des Herstellers und machen Sie um Firmen ohne genaue Adressenangabe (nur ein Postfach) und ohne telefonische Erreichbarkeit einen großen Bogen.

- Fragen Sie zwei oder drei Ärzte, die mit der Magnetfeldtherapie vertraut sind, mit welchem Gerät sie arbeiten. Ist das Magnetfeld-Gerät bei mehreren Ärzten und in Kliniken positioniert, so lässt das auf seriöse Anbieter schließen.
- Fragen Sie, ob Sie das Gerät für eine gewisse Zeit leihweise ausprobieren können. Die meisten seriösen Anbieter räumen diese Möglichkeit gegen eine geringe Gebühr ein.
- Auf das Steuergerät des Magnetfeld-Systems sollten Ihnen mindestens 15 Monate Garantie gegeben werden.
- Informieren Sie sich, ob das System wissenschaftlich und klinisch untersucht ist. Seriöse Hersteller investieren in die wissenschaftliche Überprüfbarkeit ihrer Geräte viel Geld. Scheinfirmen tun das nicht!
- Ein weiteres Kriterium ist das Angebot einer medizinischen Begleitung, einer medizinischen Hotline. Erkundigen Sie sich auch nach einem Ärztezentrum, das sich auf Magnetfeldtherapie spezialisiert hat und das Sie gegebenenfalls besuchen können.
- Ein Qualitätskriterium ist auch eine Zertifizierung nach der Deutschen Industrie Norm (DIN 9003 und/oder 9002). Sie wird nur an seriöse Hersteller vom TÜV vergeben.
- Der Preis sollte zweitrangig sein. Ein billiger Kauf ist oft teurer, als man glaubt. Dubiose Anbieter kopieren existierende Geräte – oft recht schlampig – und versuchen dann, diese zu verbilligten Preisen (aber für ihre Qualität immer noch viel zu teuer!) unters Volk zu bringen.

Worauf Sie bei der Heimanwendung achten sollten

Als Ganzkörperanwendung ist eine achtminütige Behandlungszeit in der Regel ausreichend. Bei den meisten Erkrankungen kann das Magnetfeldsystem ein- bis zweimal täglich eingesetzt werden.

Bei lokalen Schmerzen empfiehlt sich ein- bis dreimal täglich eine jeweils 10- bis 24-minütige Zusatzbehandlung mit Kissen oder Stab, je nach der Krankheitsursache und der Größe der Behandlungsstelle am Körper. Diese lokale Behandlung kann direkt an die Ganzkörperanwendung anschließen. Doch Vorsicht: Eine Ganzkörperanwendung sollte über den Tag verteilt nicht länger als eine Stunde lang durchgeführt werden – also höchstens in vier Behandlungen zu je 15 Minuten. Für die lokale Anwendung gibt es keine zeitliche Begrenzung.

Die zeitliche Begrenzung auf eine Stunde am Tag beruht auf einer Empfehlung der Weltgesundheitsbehörde WHO. Hinter ihr steht nicht die Befürchtung, man könne gesunde Zellen mit der Behandlung überstimulieren. Das ist nämlich gar nicht möglich: Wenn alle Membranpumpen in Betrieb sind, ist die maximale Spannung in der Zellwand erreicht, und das ist bei einer gesunden Zelle der Fall. Die Begrenzung auf eine maximale Anwendungszeit hat vielmehr das Ziel, den Organismus vor zu hohem Verbrauch an Energierohstoffen zu schützen.

Bei Permanentmagneten, die ununterbrochen am Körper getragen werden, befürchtet man einen Gewöhnungseffekt. Andererseits haben Studien gezeigt, dass beispielsweise bei diabetisch bedingter Neuropathie eine spürbare Wirkung erst einsetzte, nachdem diese Magneten einen Monat lang permanent getragen worden waren.

Die Zeitwerte, die zu den einzelnen Krankheiten angegeben sind, sind Optimalwerte. Sicher haben Sie bereits gemerkt, dass sie sich in vielen Fällen nur mit einem eigenen Gerät realisieren lassen: Bei der Behandlung in einer Arztpraxis ist eine tägliche Therapie oft gar nicht möglich.

Die wichtigsten Tipps in aller Kürze:

1. Einschleichend beginnen.
2. Dosierung individuell anpassen.
3. 20 Minuten vor der Behandlung einen halben Liter Wasser trinken.
4. Ideal für die Anwendung ist die Zeit nach dem Essen.

Vorsicht: Erstreaktion – die Wahl der richtigen Feldstärke

Wie bei vielen anderen physikalischen Behandlungsformen kann es auch zu Beginn der Magnetfeldtherapie zu einer vorübergehenden Verschlimmerung der Symptome kommen. Dies betrifft insbesondere elektromagnetisch sensible Personen und ist grundsätzlich ein gutes Zeichen, da darauf in aller Regel eine deutliche Erleichterung der ursprünglichen Beschwerden folgt – deshalb auch der Name Kurreaktion.

Die Erstreaktion sollte nicht länger als vier bis sechs Wochen dauern. Meist ist sie nach zwei Wochen überstanden, oft ist sie auch nur ein einmaliges Ereignis. Eine Erstreaktion kann nicht nur am Beginn einer Therapie eintreten, sondern in seltenen Fällen auch bei jeder Dossteigerung, dann allerdings weniger stark. Die Methode des Einschleichens, d.h. einer Steigerung der Dosis in kleinen Schritten, kann die Erstreaktion deutlich reduzieren oder sogar umgehen.

Übrigens: Das Magnetfeld selbst spüren wir Menschen nicht. Reaktionen wie Ameisenlaufen, ein Kribbeln an Händen und Füßen oder ein Wärmegefühl an den behandelten Körperstellen sind eine Folge der verbesserten Durchblutung der Haut oder der Muskelpartien – die Matte oder das Kissen selbst senden keine Wärme aus und bleiben kühl. Manche Anwender verspüren Herzklopfen. Auch dies hat mit der Magnetfeldtherapie selbst nichts zu tun. Es entsteht, wenn man auf die Wahrnehmung des eigenen (normalen) Herzschlags mit Angst reagiert; über die Aktivierung der Angst- und Stressnerven kommt es zu einer Beschleunigung des Herzschlages.

Neun Faustregeln zur Wahl der richtigen Feldstärke

1. Je älter eine Person ist, desto schwächer sollte das Magnetfeld sein.
2. Je länger ein Leiden bereits besteht, desto niedriger sollte die Stärke zu Beginn der Therapie sein.
3. Je sportlicher und energiereicher eine Person ist, desto stärker kann das Magnetfeld sein.
4. Je fester ein Körper gebaut ist, desto höher soll die angewandte Feldstärke sein.
5. Je nervöser bzw. je unruhiger eine Person ist, desto schwächer soll das Magnetfeld sein.
6. Je weiter weg vom Rumpf die Anwendung erfolgt, desto stärker darf das Magnetfeld sein (Fuß, Hand, Knie und Ellenbogen). In Rumpfnähe, vor allem im Bereich der Halswirbelsäule, ist Vorsicht angesagt.
7. Je tiefer im Körper sich das zu behandelnde Organ befindet, desto stärker muss das Magnetfeld eingestellt werden, denn die Energie elektromagnetischer Felder nimmt mit dem Abstand zur Strahlungsquelle (Spule) ab.
8. Männer vertragen in der Regel höhere Dosierungen besser als Frauen.
9. Je akuter ein Schmerz auftritt, desto stärker sollte das Magnetfeld sein.

Tipps für eine kleinere Dosis – die Behandlung von Kindern

Bei Kindern reichen geringere Dosierungen aus als bei Erwachsenen. Kinder bis zu drei Jahren erhalten ein Drittel der angegebenen Dosierung, ältere Kinder die Hälfte, und ab der Pubertät können Jugendliche wie Erwachsene behandelt werden.

Bei niedrigen Intensitätsstufen ist eine Drittelung der Dosis oft schwierig. Hier hilft ein einfacher »Trick«: Kind und Mutter (oder Vater) benützen die Matte gemeinsam und richten sich dabei nach den Dosisvorgaben für einen Erwachsenen. Die Mutter legt sich mit dem Rücken auf die Matte, das Kind liegt auf ihrem Bauch. Diese enge Verbindung schafft Kontakt und beruhigt das Kind zugleich, und durch den größeren Abstand zur Spule verringert sich automatisch die Dosis für das Kind.

Nur nicht aufgeben – die Dauer einer Magnetfeldtherapie

Immer wieder wirkt bereits eine einmalige Behandlung wahre Wunder. Das kann jedoch nicht darüber hinwegtäuschen, dass die Magnetfeldtherapie meist eine langfristige Behandlung ist. Als kurzfristige Maßnahme ist sie sinnvoll bei Sportverletzungen, bei der Wund- und Knochenheilung, beim klassischen Bandscheibenvorfall und bei Hexenschuss, bei Schlafstörungen und Übermüdung, bei Regelbeschwerden, Zahn- und Kopfschmerzen und zur Vor- und Nachsorge bei Operationen.

Bei der Schmerzbehandlung tritt eine Linderung in der Regel nach sechs bis acht Wochen ein. Ist dies nicht der Fall, so sollte man die im Kasten genannten Faktoren abklären oder eventuell die Dosis verändern. Die Beseitigung einer Krankheitsursache ist oft erst nach mehreren Monaten bis Jahren der Therapie zu erwarten. Das heißt, eine Schmerzminderung sollte relativ bald eintreten, aber eine Veränderung der Knochendichte bei Osteoporose beispielsweise kann man frühestens nach eineinhalb bis zwei Jahren sinnvoll beurteilen.

In der Freude über die schmerzlindernde Wirkung vergessen viele Anwender, dass die Magnetfeldtherapie zwar Schmerzen lindern, nicht aber deren Ursachen beseitigen kann. Abnutzungsprozesse zum Beispiel schreiten weiter fort. Hier ist die Mitarbeit des Patienten gefragt, zum Beispiel, indem er seinen Lebensstil oder seine Ernährungsgewohnheiten ändert.

Vielfach beruhen Schwankungen im Therapieerfolg auf Wetterfühligkeit, denn Wetterumschläge können sehr wohl ein Magnetfeld beeinflussen.

Wo eine Therapie rein prophylaktisch eingesetzt wird, kann sie auch jederzeit unterbrochen werden. Dabei kann als Richtlinie eine sechsmonatige Intensivbehandlung mit anschließender maximal dreimonati-

Faktoren, die die Dauer der Magnetfeldtherapie beeinflussen

- die Reaktionsfähigkeit des Körpers des Patienten (sie hängt ab vom Alter – je älter, desto langsamer –, Geschlecht, Allgemeinzustand, von den Schlaf- und Ernährungsgewohnheiten und von seinem Energie-, Wasser- und Basenhaushalt)
- die Ursache und die Art der Beschwerden
- die Dauer der Krankheit und bereits eingetretene Schäden im Organismus
- die begleitenden Maßnahmen
- die Erwartungshaltung des Patienten
- die Zuverlässigkeit und Intensität der Therapieanwendung
- Umweltbelastungen
- Risikofaktoren

ger Pause erfolgen. Grundsätzlich gilt jedoch: Am besten wirkt eine konsequent und regelmäßig durchgeführte Therapie.

Besonders in der ersten Anwendungsphase sollte die Behandlung nicht unterbrochen werden. Nur wer bereits auf das Magnetfeld eingestellt ist, kann die Behandlung für einen Urlaub unterbrechen. Mindestens sechs Wochen vor einer Urlaubsreise sollte man mit der Behandlung begonnen haben, ansonsten ist es empfehlenswert, sie auch im Urlaub durchzuführen. Nach dem Urlaub sollte man wieder einschleichend, d.h. mit niedrigeren Intensitäten beginnen.

Vom richtigen Zeitpunkt

Berücksichtigt man die so genannten Maximalzeiten von Organen – das sind Zeiten, in denen die einzelnen Organe besonders aktiv sind – kann sich der Therapieerfolg wesentlich erhöhen.

Bei Beschwerden im Bereich des Magens liegt der ideale Behandlungszeitraum zwischen 7.00 und 9.00 Uhr morgens, bei Herz-Kreislauf-Problemen um die Mittagszeit, bei Blasenerkrankungen am späten Abend. Da die Maximalzeit der Adrenalin- und Noradrenalinausschüttung um ca. 11.00 Uhr vormittags liegt, ist dieser Zeitpunkt für die Behandlung von Stress-Symptomen optimal.

Auch der Biorhythmus des Menschen sollte bei der Magnetfeldtherapie berücksichtigt werden. Er darf nicht mit dem Tag-Nacht-Rhythmus verwechselt werden. Von 3.00 Uhr früh bis 15.00 Uhr befinden sich die Zellen in unserem Körper in einer Aufheizphase, d.h. sie produzieren Energie. Um diese Phase therapeutisch zu nutzen, sollten während dieser Zeit höhere Intensitäten eingestellt werden. Zwischen 15.00 Uhr und 3.00 Uhr früh ist unser Organismus in einer Entwärmungsphase. Da die Zellen in dieser Zeitspanne keine zusätzliche Energie mehr produzieren, unterstützen nun niedrig dosierte Magnetfelder die Zellaktivität optimal.

Diese Richtlinien gelten auch für Nachtschichtarbeiter, denn die Nachtschicht verschiebt den Tag-Nacht-Rhythmus, aber nicht den Biorhythmus.

Machen Sie es sich bequem – die richtige Lagerung

Sie brauchen keine besonderen Verrenkungen vorzunehmen, wenn Sie sich zur Magnetfeldtherapie hinlegen oder -setzen. Selbst Ihre Kleidung können Sie anbehalten, da Magnetfelder die Kleidung ungehindert durchdringen – Schmuck und Metallgegenstände sollten Sie allerdings ablegen. Auf dicke Decken als Unterlage sollten Sie verzichten, denn je dicker die Unterlage, desto größer ist der Abstand zur Spule und desto schwächer ist folglich das Magnetfeld an der zu therapierenden Körperstelle.

Die ideale Ausrichtung der Ganzkörpermatte ist die Nord-Süd-Achse. Wenn nicht anders angegeben, liegt man auf dem Rücken mit dem Kopf am oberen Mattenende.

Während der Behandlung bestimmter Körperabschnitte leisten Kissen (für Knie und Halswirbelsäule), Schienen oder spezielle Stützen gute Dienste. Der Bewegungsapparat, besonders die Lendenwirbelsäule, soll entlastet sein. Bei allen Schmerzzuständen im Bereich des Rückens und der unteren Extremitäten sollten bei der Ganzkörperbehandlung die Beine angewinkelt werden, damit das Becken fixiert wird und sich die Muskulatur entspannen kann.

Bei der Behandlung von Venenproblemen oder niedrigem Blutdruck wirkt sich das Hochlagern der Beine günstig aus. Legen Sie dazu einen Keil unter die Magnetfeld-Matte.

Bei Lungenerkrankungen ist neben der richtigen Lagerung auch die richtige Atemtechnik wichtig. Halten Sie beim Einatmen ein Nasenloch zu und holen Sie schnüffelnd durch das andere Loch Luft. Atmen Sie auch mehrmals bei geschlossenem Mund gähnend durch die Nase ein – durch einen Reflex werden dadurch die zuführenden Atemwege und die Lungenbläschen erweitert. Ausatmen sollten Sie sehr, sehr langsam – stellen Sie sich dazu vor, dass Sie eine Kerzenflamme so lange wie möglich flackern lassen, ohne sie jedoch auszublasen.

Worauf Sie achten sollten, damit Ihre Magnetfeldtherapie ein Erfolg wird (Zusammenfassung)

- **Zuerst die Diagnose, dann die Therapie**: Bevor Sie in Heimanwendung Schmerzen und Symptome mit der Magnetfeldtherapie behandeln, lassen Sie vom Arzt deren Ursachen klären. Erst wenn die Ursachen für Ihre Beschwerden geklärt sind, darf an eine Therapie gedacht werden.
- Setzen Sie auf keinen Fall Medikamente ab, ohne den behandelnden Arzt in Kenntnis zu setzen bzw. um Rat zu fragen.
- Bei schweren Infektionserkrankungen (z.B. bei Fieber über 38,5 °C) gehören Sie nicht auf die Matte, sondern in ärztliche Behandlung.
- Wenden Sie die Magnetfeldtherapie regelmäßig an. Sie wirkt nicht wie eine schmerzlindernde Injektion auf Knopfdruck. Nur wer bereit ist, Geduld aufzubringen, ist ein geeigneter Kandidat für die Magnetfeldtherapie.
- Bleiben Sie realistisch: Die Magnetfeldtherapie vermag keine Wunder zu vollbringen.

- Legen Sie sich richtig hin. Die richtige Lagerung kann über Erfolg und Misserfolg der Behandlung ganz wesentlich mitentscheiden. Sie wird bei den einzelnen Krankheiten besprochen. Die Spulen, welche das Magnetfeld erzeugen, müssen an die richtige Position am Körper gebracht werden, um die gewünschten Resultate zu erzielen.
- Achten Sie auf die richtige Einstellung des Geräts. Hier ist fachliche Beratung wichtig. Bei ausbleibendem Therapieerfolg ist der Kontakt mit einem der vielen energiemedizinischen Zentren in jedem Fall angebracht. Das Zentrum in Wien kann bei Problemfällen exakteste Vermessungen der Auswirkungen des Magnetfeldes im menschlichen Körper vornehmen. Die Kontaktadresse finden Sie am Ende des Buches.
- Wenn der Therapieerfolg ausbleibt: Vielleicht liegt es an der Stromphase. Ziehen Sie den Stecker aus der Dose und stecken Sie ihn um 180° gedreht wieder hinein.
- Rechnen Sie mit einer Erstreaktion. Bei ungefähr 15–20 % aller Menschen mit chronischen Schmerzen verstärken sich die Schmerzen kurzfristig zu Beginn der Behandlung. Bei Fortsetzung der Therapie kommt es zur Verminderung der Schmerzen und schließlich zu Schmerzfreiheit. Gerade Personen mit Erstreaktionen weisen meist besonders gute Therapieerfolge auf.
- Viel trinken: Vor der Therapie ausreichend Wasser trinken (jeweils einen halben Liter Wasser), aber nie mehr als zwei Tassen koffeinhaltigen Kaffee.
- Achten Sie auf Ihre Ernährung: Vitamine, Mineralstoffe und Spurenelemente bilden die Voraussetzung für gesunde Zellreaktionen. Wenn sie fehlen, verpufft auch die anregende Wirkung des Magnetfeldes.
- Regelmäßige, aber mäßige Nahrungszufuhr: Eine regelmäßige Nahrungszufuhr ist für den Rohstofftransport zu den Zellen essenziell, denn: Die Zelle benötigt Eiweiße, Fette und Zucker zur Gewinnung von Energie.
- Achten Sie auf ein ausgewogenes Säure-Basen-Gleichgewicht in Ihrem Körper. Zuviel Säure im Gewebe bremst den Stoffwechsel der Zellen. Die Zelle nimmt zu wenig Rohstoffe auf und erstickt nahezu in den

eigenen Abfallstoffen. Neben einer konsequenten Ernährungsumstellung kann hier Basenpulver kurzfristig eine Hilfe sein.

- Rauchverbot: Nikotin führt zu einer Verengung der Blutgefäße und steuert damit der Wirkung der Magnetfeldtherapie entgegen. Vor und nach der Behandlung herrscht daher Rauchverbot.
- Ändern Sie Ihren Lebensstil. Es hat wenig Sinn, bei schweren Arthrosebeschwerden, die durch Übergewicht verursacht worden sind, allein auf die schmerzstillende Wirkung des Magnetfeldes zu hoffen. Ähnliches gilt bei Lungen- oder Kreislauferkrankungen, beim Rauchen, bei Stress, bei Lebererkrankungen u.v.m.
- Eine positive Einstellung zur Magnetfeldtherapie kann genau wie bei anderen Therapien die Wirkung deutlich verbessern.

Gemeinsam zum Erfolg – Magnetfeldtherapie mit anderen Behandlungsmethoden sinnvoll kombinieren

Die Magnetfeldtherapie wird meist nicht isoliert, sondern in Verbindung mit anderen Behandlungsmethoden eingesetzt. Das können Medikamente der Schulmedizin oder andere Verfahren aus dem Bereich der Komplementärmedizin sein.

Akupressur

Bei dieser chinesischen Massagetechnik wird mit den Händen oder einem Massagestift Druck auf bestimmte Punkte des Körpers, an denen die Hauptmeridiane unter der Oberfläche liegen, ausgeübt, um Lebensenergie wieder zum Fließen zu bringen (siehe auch unter Akupunktur).

Akupunktur

Diese ganzheitliche chinesische Behandlungsmethode wird seit über 3 000 Jahren mit Erfolg eingesetzt und ist völlig frei von Nebenwirkungen. Sie geht von der Vorstellung aus, dass Körper, Geist und Seele eine Einheit bilden und auch zwischen den einzelnen Körperteilen eine wechselseitige Beziehung besteht. In unsichtbaren Bahnen, den Meridianen, fließt die jedem Menschen eigene Lebenskraft, das Qi, durch den Körper. Krankheiten sind Störungen dieses Energieflusses. Um diese Blockaden zu beseitigen, greift man an bestimmten Punkten dieser Meridiane mit einem Nadelstich (Akupunktur) oder mit Druck ein. Die Kunst dabei besteht in der Auswahl der richtigen unter den über tausend Punkten.

Die schmerzlindernde Wirkung der Akupunktur beruht nach westlichem Verständnis auf der Ausschüttung von Hormonen wie Endorphinen, welche die Schmerzschwelle der Nervenzellen hinaufsetzen.

Aromatherapie

Schon seit Jahrtausenden werden ätherische Öle in verschiedenen Kulturen eingesetzt – als Parfüm oder zu Heilzwecken. Sie werden aus Heilpflanzen durch Wasserdampfdestillation gewonnen. In den Körper gelangen sie über die Nase oder die Haut. Sie beeinflussen gleichermaßen die Psyche, den Stoffwechsel, das Hormonsystem und das Nervensystem. Wegen ihrer hohen Konzentration an Wirkstoffen reichen bereits wenige Tropfen in der Duftlampe, im Badewasser, im Inhalator oder zum Gurgeln aus.

Ayurveda

Diese altindische Therapieform, die wörtlich etwa »Wissen um ein langes Leben« bedeutet, basiert auf der Lehre von drei Doshas (Bioenergien), die in einem ausgewogenen Gleichgewicht zueinander stehen sollen. Ist dieses Gleichgewicht gestört, kommt es zu Krankheiten. Dieses Gleichgewicht ist auch über unsere Ernährung zu erreichen. Eine ausgewogene Ernährung, innere Harmonie, innere Reinigung, natürliche Heilmittel, eine natürliche Lebensweise und eine Neuordnung des Alltags sind Elemente dieser ganzheitlichen, vor allem vorbeugend arbeitenden Therapieform.

Bachblütentherapie

Der englische Arzt Edward Bach erkannte, dass viele Krankheiten seelische Ursachen haben, und entwickelte zunächst aus sieben Gruppen von Darmbakterien homöopathische Heilmittel, die sieben Bachnosoden, die sieben negativen Gemütslagen (Angst, Interesselosigkeit etc.) entsprachen. Gleich, an welcher körperlichen Krankheit seine Patienten litten, sie reagierten am besten auf jene Nosode, die ihrem Gemütszustand am besten entsprach. Bald entdeckte Bach, dass es auch Pflanzen gab, die energetische Schwingungen enthielten und so bestimmte Gemütszustände ausgleichen konnten. Er extrahierte aus ihnen mit Hilfe der Kraft der Sonne Essenzen, die verdünnt als Bachblütenessenzen bekannt wurden. Wichtigstes Mittel der Bachblütenbehandlung ist das vorausgehende therapeutische Gespräch über die seelischen Probleme

des Patienten, das diesem die aktive Mitarbeit am seelischen Heilungsprozess erleichtert und ihm hilft, wieder Kontakt zu seiner inneren
Führung zu bekommen. Bachblüten setzen ausschließlich auf der fein-
stofflichen, seelischen Ebene an – wie sie genau wirken, ist bis heute un-
geklärt.

Biofeedback

Ziel einer Biofeedbackbehandlung ist es, dem Patienten mit Hilfe eines
persönlichen Trainingsprogramms zu lehren, wie er sich gezielt entspannen und so zugleich Schmerzen vermeiden kann. Das Biofeedback-
gerät fördert den Lernprozess, indem es erreichte Erfolge in Form von
messbaren Größen wie Körpertemperatur oder Muskelspannung sichtbar macht.

Bioresonanztherapie

Diese recht neue Therapie – erst in den siebziger Jahren des 20. Jahrhunderts wurden die ersten Bioresonanztherapiegeräte entwickelt –
basiert auf der Erkenntnis, dass die chemischen Abläufe des Organismus
von einem elektromagnetischen Energiefeld gesteuert werden, das den
Körper umhüllt und durchdringt. Ist der Körper oder ein Organ erkrankt,
sendet er pathogene, »kranke« Schwingungen aus. Das Bioresonanz-
therapiegerät nimmt die körpereigenen Schwingungen auf und verarbeitet sie zu individuellen Therapiesignalen. Dabei werden die krank-
machenden Frequenzen gezielt behandelt, verringert oder gelöscht. Die
Therapiesignale, die dem Körper zurückgesendet werden, aktivieren die
Selbstheilungskräfte oder schalten sogar Störfelder aus, sodass der
Körper sofort mit Entgiftungs- und Heilprozessen beginnen kann. Besonders bei Allergikern ist die Erfolgsquote erstaunlich, sofern die seelische Basis der Allergie mitbehandelt wird.

Chirotherapie

Bei dieser Behandlungsform versucht der Arzt oder Chiropraktiker,
durch gezielte, teils ruckartige Bewegungen verschobene Wirbel oder
Gelenke wieder einzurichten. Schmerzen und Erkrankungen, die auf ver-
letzten (beleidigten) Nerven beruhen, werden dadurch beseitigt; ver-

krampfte Muskulatur kann sich wieder entspannen. Problematisch ist die Chirotherapie wegen der Gefahr von Wirbelverletzungen allerdings bei älteren Patienten mit fortgeschrittener Osteoporose.

Farblichttherapie

Farblichttherapeuten führen Krankheiten auf einen Mangel an Licht einer oder mehrerer Farben zurück und gleichen diesen durch eine gezielte Bestrahlung aus. Die Wirkung beruht wahrscheinlich darauf, dass Licht einer bestimmten Wellenlänge die Aktivität von Enzymen, Vitaminen und Spurenelementen fördert. Da die Bestrahlung mit der falschen Farbe auch Schaden anrichten kann (z.B. kann gelbes Licht Fieber und Durchfall verschlimmern), ist die Behandlung unbedingt Sache des Fachmanns.

Homöopathie

Im 19. Jahrhundert wies der Arzt Samuel Hahnemann nach, dass Substanzen, die Krankheitssymptome hervorrufen, in stark verdünnter Form zur Beseitigung eben dieser Krankheitssymptome beitragen können (das gute alte Ähnlichkeitsprinzip »Gleiches wird durch Gleiches geheilt«). Verwirrend dabei ist die Erkenntnis, dass ein homöopathisches Medikament umso stärker wirkt, je stärker es verdünnt ist. Die Wirkung erfolgt auf energetischer Ebene, und jeder Mensch reagiert auf ein bestimmtes Medikament anders. Die Anwendungsgebiete der Homöopathie sind Hautprobleme, psychische Probleme wie Ängste, Reizbarkeit, Depressionen, Stress, Schlaflosigkeit, Magen-Darm-Probleme, Erkältungskrankheiten, Augenbeschwerden, Mittelohrentzündung, aber auch Allergien und viele Kinderkrankheiten.

Kinesiologie

Die Kinesiologie ist ein reines Diagnoseverfahren. Durch Berührung kann der Arzt aus der Reaktion eines Muskels auf Störungen des Körpers rückschließen oder Substanzen erkennen, die der Patient nicht verträgt oder auch traumatische Erlebnisse abrufen, die in den Muskeln gespeichert wurden.

Kneipptherapie

Wasserbäder, warme und kalte Güsse, Wickel, Barfußlaufen im Tau oder Schnee, Wassertreten oder Büstenmassagen reizen durch Wärme und Kälte die Nerven und regen den Kreislauf, den Stoffwechsel und das Immunsystem an, fördern die Durchblutung und lindern Schmerzen. Bei Kreislaufstörungen und Problemen mit Blutgefäßen sollten sie nur unter ärztlicher Aufsicht durchgeführt werden.

Kochsalztherapie

Kochsalzinjektionen führen den Nerven zusätzliche Natrium-Ionen zu und aktivieren auf diesem Weg die Durchblutung und indirekt auch den Schlackenabtransport. Langfristig können sie bei Nervenentzündungen, Durchblutungsstörungen und Wirbelsäulenerkrankungen Erleichterung bringen, die Wirkung setzt aber nur sehr langsam ein.

Kognitive Therapie

Auch diese Therapieform geht davon aus, dass wir aus Materie (unser sichtbarer Körper) und Schwingungen (unser meist unsichtbares Energiefeld) bestehen. Schmerzliche oder traumatische Erlebnisse schlagen sich nicht nur in unserem Energiefeld nieder, sie werden auch in unseren Zellen gespeichert. Solche Zellen können eines Tages zu einem schweren Problem für den Körper werden. Ziel der kognitiven Therapie ist es – mit Hilfe eines Menschen, dessen innere Wahrnehmung funktioniert, also eines hellsichtig begabten Menschen – die traumatisierte Körperzelle ausfindig zu machen, die Traumata erneut zu durchleben und dem wachen Bewusstsein zugänglich zu machen. Die Tatsache, dass seelische Krankheiten geheilt werden können, wenn sie ans Licht des Bewusstseins treten, ist Grundlage der gesamten Psychotherapie.

Kristalltherapie

Diese sehr alte Therapie arbeitet mit der Heilkraft von Edelsteinen und Metallen, die auf oder neben den Körper gelegt werden. Jedem Stein lässt sich eine bestimmte Wirkungsweise zuordnen.

Meridianmassage

Beschwerden und Pulsschlag des Patienten zeigen dem Behandler, welche Energiebahnen (= Meridiane) unterversorgt sind. Indem der Therapeut sie mit den Fingerkuppen (Akupressur, Shiatsu) oder mit einem Metallmassagestäbchen mit einer kleinen Kugel an der Spitze massiert, sorgt er für einen energetischen Ausgleich.

Neuraltherapie

Bei dieser Therapie injiziert der Arzt dem Patienten ein schmerz-stillendes Mittel, meist mit sehr effizientem, raschem Erfolg. Doch beruht dieser gar nicht primär auf der Wirkung des Lokalanästhetikums, sondern auf der Entstörung von Störfeldern: Über eine Beeinflussung des Sympathikus wird der Parasympathikus beeinflusst, und daher erzielen Injektionen, die weit weg vom Schmerzgeschehen gesetzt werden, oft entscheidende Erfolge in der Schmerzbehandlung.

Osteopathie

Die Osteopathie bzw. die jüngere kraniosakrale Therapie gilt als sanfte Form der Chirotherapie. Durch die sanfte Manipulation von Gelenken setzt der Therapeut justierende Impulse im Bereich des Kopfes oder der Wirbelsäule. Dadurch werden Verzerrungen behoben, Blockaden gelöst und verkrampfte Muskelgruppen entspannt. Trotz des bekannten Erfolgs dieser Methode fehlen bisher wissenschaftliche Studien zu ihrem Nachweis.

Physiotherapie

Der Begriff Physiotherapie umfasst alle Behandlungen, die durch äußere Maßnahmen auf den Bewegungsapparat des Menschen Einfluss nehmen. Sie wird bei Bewegungsstörungen eingesetzt, aber auch bei Erkrankungen der inneren Organe, die durch physiotherapeutische Maßnahmen positiv beeinflusst werden können.

Phytotherapie

Heilkräuter waren bis zum 18. Jahrhundert die einzigen Quellen für Arzneimittel, und bis heute verfügen 60 % der Weltbevölkerung über keine anderen Medikamente. In unseren vielbelächelten Hausmitteln hat sich das alte Heilkräuterwissen erhalten.

Qi-Gong

Diese uralte chinesische Atem- und Meditationstechnik hat das Ziel, Körperenergie aufzubauen und in den Mittelpunkt des Körpers zurückzuführen. Ihre Wirkung beruht hauptsächlich auf einer Regulation des vegetativen Nervensystems. Das Qi-Gong arbeitet mit harmonisierenden, sehr langsam ausgeführten Bewegungen, Atemübungen und heilenden Tönen, um Störungen oder Blockaden zu entfernen oder einen gesunden Energiefluss wiederherzustellen.

Reiki

Diese aus Japan stammende Variante des klassischen Handauflegens nach Mesmer soll vor allem Geist und Körper beleben und das allgemeine Wohlbefinden fördern. Reiki, die universale Lebenskraft, wird dabei durch einen Reiki-Gebenden auf einen Empfänger über die Hände in den Körper übertragen. Dort löst sie Energieblockaden und entfaltet eine heilende Wirkung.

Sauerstoff- und Ozontherapie

Bei einer Eigenblutbehandlung wird dem Körper eigenes, mit Sauerstoff angereichertes Blut zugeführt, eine Therapie, die die durchblutungsfördernde Wirkung der Magnetfeldtherapie optimal unterstützt und ergänzt.

Shiatsu

Bei der japanischen Variante der Akupressur – Shiatsu bedeutet wörtlich »Fingerdruck« – massiert der Therapeut bestimmte Hautbereiche, Muskeln und Gelenke entlang der Meridiane, wobei er außer seinen Fingern auch Handballen, Ellenbogen, Knie und Füße benutzt.

Tai-Qi

Ähnlich wie Qi-Gong dient auch das Tai-Qi vor allem der Erhaltung der Gesundheit. Durch Konzentration auf den eigenen Körper will es die Lebenskraft fördern. Dabei sind bestimmte Bewegungsabläufe so durchzuführen, wie sie das Wechselspiel der polaren Kräfte im Körper, Yin und Yang, widerspiegeln.

TENS (Transkutane Elektroneurale Stimulation)

Diese rein symptomatische, kaum ursächliche Behandlung ist fester Bestandteil der physikalischen Therapie und der Rehabilitation. Schmerzen werden mit Hilfe von elektrischem Strom gelindert. Dazu bringt man zwei Elektroden in der Nähe der schmerzenden Stelle auf die Haut und lässt dabei niederfrequente Ströme übertreten – je nach Intensität macht sie sich vom leichten Kribbeln bis hinauf zur Schmerzgrenze bemerkbar.

Therapeutische Berührung (The Therapeutic Touch, T+T)

Diese Behandlungsform wird besonders in den USA von Krankenschwestern ausgeübt; die Patienten reagieren darauf mit deutlicher Entspannung. Der Heiler führt seine Hände mit etwas Abstand ruhig und konzentriert über den Körper des Patienten, spürt dabei Energieblockaden, die auf eine Krankheit hindeuten können, und versucht dann als Behandlung, die Körperenergie gleichmäßig zu verteilen und zugleich seine eigene gesunde Energie zu übertragen, ähnlich wie beim Reiki.

TCM – Traditionelle Chinesische Medizin

Die Chinesische Medizin ist eine vorbeugende Medizin, bei der der Arzt Störungen im Fluss der Lebensenergie Qi bereits zu bemerken sucht, ehe sie sich als körperliche oder seelische Erkrankung manifestiert. Zu ihren Behandlungsformen gehören neben Heiltees, der Ernährung nach den fünf Elementen, Akupressur, Akupunktur und Meridianmassage auch Tai-Qi und Qi-Gong.

Urintherapie

Das Trinken des eigenen morgendlichen Mittelstrahlurins – er ist besonders konzentriert – ist zwar nicht jedermanns Sache, doch ein altes Heilverfahren, das dem Körper Abwehrstoffe, die er gebildet hat und ausscheidet, wieder zuführt. Auch zur äußeren Anwendung eignet sich der eigene Urin: als Desinfektionsmittel, bei Erfrierungen, bei Fußpilz, Warzen und Ähnlichem.

Yoga

Dieses System von Atem-, Körper- und Konzentrationsübungen will Körper und Seele in einen harmonischen Gleichgewichtszustand bringen. Ziel der Yogaübungen ist es, den Körper fit und den Geist frei zu halten, damit die Lebensenergie, das Qi, ungehindert fließen kann. Yoga gehört damit zu den vorbeugenden Therapien, die dafür sorgen, dass Krankheit gar nicht erst entstehen kann.

Unterstützend wirkt die Magnetfeldtherapie

- bei Funktionsstörungen gleich welcher Ursache
- bei der Rehabilitation und Mobilisierung nach Unfällen und schweren Erkrankungen
- in der Vorsorgemedizin
- durch die Verbesserung der Sauerstoffnutzung und Durchblutung
- bei der Stabilisierung der Psyche
- bei der Anregung des Stoffwechsels
- bei der Steigerung der Immunaktivität
- bei einer allgemeinen Leistungssteigerung

Erfolge der Magnetfeldtherapie – Anwendungsbeispiele von A bis Z

Adipositas (Fettleibigkeit)

Dass Adipositas in den westlichen Industrienationen zu den meistverbreiteten Zivilisationskrankheiten zählt, hat ihre Ursachen in falscher Ernährung und Bewegungsmangel.

Bei jedem gesunden Menschen ist an bestimmten Stellen im Körper Fett im Gewebe eingelagert. Sammelt sich übernatürlich viel Fett an, spricht man von Fettleibigkeit oder Adipositas. Starke Fettanhäufungen finden sich hauptsächlich in der Haut des Unterbauches und in den Eingeweiden. Übergewicht beeinträchtigt die Beweglichkeit, die Tätigkeit des Herzens und der Lungen, auch die Muskulatur ist erheblich geschwächt.

Die Magnetfeldtherapie ist bei Fettleibigkeit im Stande, den Stoffwechsel und den Fettabbau anzuregen. Sie wirkt ausgleichend und durchblutungsfördernd. Die Magnetfeldtherapie allein kann die Fettleibigkeit nicht beheben, aber bestimmte Maßnahmen, vor allem die Bereitschaft zu einer Diät, unterstützen.

Folgende Diätrichtlinien haben sich in einer Studie im Zusammenspiel mit einer Magnetfeldtherapie als besonders erfolgreich erwiesen: auf ausreichende Flüssigkeitszufuhr achten, kein Zucker, keine Limonaden und Säfte (Ausnahme: direkt gepresster Apfelsaft), maximal 2 Tassen Kaffee am Tag, kein Schweinefleisch, keine Kochwurst (Extrawurst), kein Käse über 35 % Fett i.Tr., keine frittierten Speisen, als Zwischenmahlzeit z.B. Topfen mit Früchten, einmal pro Woche ein reiner Gemüsetag, ab 16.00 Uhr kein Obst, 16.00 bis 19.00 Uhr keine Hauptmahlzeit, ab 19.00 Uhr nur Flüssigkeitsaufnahme, kein Essen mehr.

● **Richtiger Einsatz der Magnetfeldtherapie bei Adipositas**

Ganzkörpermatte: 3- bis 4-mal täglich je 8 Minuten: morgens bei hoher Intensität, mittags bei mittlerer Intensität, nachmittags und abends jeweils niedrige Intensität.

Unterstützende Therapieformen: Sport und Bewegung, Diät (keine Nulldiät), Akupunktur, NLP (neurolinguistisches Programmieren), TENS, kognitive Therapie, Chitosan (Fettblocker), Blutfett regulierende Vitamine (Vitamin C, Vitamin B15, Vitamin E), Phytotherapeutika (Nachtkerzenöl, Leinsamenöl, Alfalfa, Knoblauch, Traubenkernextrakt).

Anwendungshinweise: Sehr viel trinken!

Erstreaktionen sind in diesem Fall nicht zu erwarten.

Ein Fall aus der Praxis

Herr L., 55 Jahre, hat trotz vieler Diätversuche starkes Übergewicht. Nach etwa drei Wochen Magnetfeldtherapie ist bereits eine deutliche Gewichtsabnahme (5 kg) zu verzeichnen; der Bauch ist verschwunden. Trotzdem hat er mehr Appetit als zuvor und schläft zudem besser. Er fühlt sich nun wesentlich belastbarer und vitaler.

Akne

Akne entsteht, wenn eine Pore durch übermäßige Talgproduktion verstopft wird. Da sich in einem Talgpfropfen Hautbakterien besonders gut vermehren, verursachen sie schnell eine (oft eitrige Entzündung) an der Hautoberfläche.

Über 70 % der Jugendlichen leiden an Akne, da es während der Pubertät durch einen Anstieg der Geschlechtshormone im Körper zu einer erhöhten Talgbildung kommt. Aufgrund des Hormonwechsels bekommen manche Frauen Pickel in den Tagen vor der Menstruation. Hormonbedingt ist auch Akne, die durch progesteronhaltige Pillen verursacht wird.

Die leichte Akne kann mit einer Creme oder Lotion behandelt werden, die den Talg entfernt und die Poren öffnet, in schweren Fällen werden Medikamente eingesetzt.

Die Magnetfeldtherapie wirkt bei Hauterkrankungen vor allem beruhigend und ausgleichend über das vegetative Nervensystem, zudem durchblutungsfördernd und entzündungshemmend. Sie kann Schmerz und Juckreiz stillen, die Bindegewebszellen zur schnelleren Wundheilung stimulieren und das Abwehrsystem stärken.

● **Richtiger Einsatz der Magnetfeldtherapie bei Hauterkrankungen und insbesondere bei Akne**

Ganzkörpermatte: 3- bis 4-mal täglich je 16 Minuten: morgens mit niedriger Intensität (einschleichend!), mittags und nachmittags ebenfalls mit niedriger Intensität, abends mit minimaler Intensität.

Lokaler Applikator: 2- bis 3-mal täglich je 24 Minuten mit mittlerer Intensität (einschleichend), an die lokalen Problemzonen.

Ein lokaler Applikator ist kein Pflichtzusatz, und sein Einsatz soll zeitlich auf die Mattenanwendung abgestimmt werden.

Unterstützende Therapieformen: Urintherapie, Homöopathika, TCM, Aromatherapie, Bioresonanz, NLP, Ayurveda, Kochsalztherapie, Vitamine und Spurenelemente (Vitamin E, Zink), Phytotherapie (Nachtkerzenöl, Boretschöl, Aloe vera, Stechwinde, Gotu Kola, Schwarzkümmelöl, Astragaluswurzel), Haifischknorpelextrakt.

Hinweise zur Erstreaktion: Selten kommt es kurzfristig zu verstärkter Rötung oder Jucken. Einschleichen!

Anwendungshinweise: Viel trinken! PH-Säuregrad im Urin kontrollieren.

Erfolgsquote: In 65 % der Fälle gute bis sehr gute Besserung.

Ein Fall aus der Praxis

Frau R., 36 Jahre, leidet seit 15 Jahren an schwerer Akne im Gesicht. Teilweise waren die Beschwerden so schlimm, dass sie starke kortisonhaltige Medikamente einnehmen musste. Danach trat zwar eine Verbesserung ein, die Akne kam jedoch wieder. Während der ersten Behandlungswochen mit dem Magnetfeld, kombiniert mit der zusätzlichen Einnahme von Alga-Vital und Lapacho, wurde der Zustand der Haut zunächst noch schlimmer: Das Gesicht schmerzte sehr und der Juckreiz war beinahe unerträglich.

Nach vier Wochen trat eine erste Besserung ein und nach vier Monaten waren die Akne-Beschwerden bis auf einige Rötungen verschwunden. Nach sechsmonatiger Behandlung wichen auch diese Rötungen und Frau R. kann nach ihrem langen Leidensweg wieder lachen.

Allergie

Unter einer Allergie versteht man eine außergewöhnliche Reaktion oder Sensibilität des Immunsystems gegenüber einem bestimmen Stoff aus der Umwelt. Allergien können so leicht sein, dass sie kaum wahrgenommen werden, aber auch so stark, dass sie für den Betreffenden lebensbedrohlich sind.

Allergien werden oft vererbt. Charakteristische Symptome sind juckende, wässrige Augen, eine rinnende Nase, eine juckende oder entzündete Haut, ein geschwollener Mund oder Rachen. Manchmal kommen Kopfschmerzen, eine Dumpfheit in den Nebenhöhlen, eine reduzierte Geruchs- oder Geschmackswahrnehmung oder Atemprobleme hinzu. Ist die Reaktion extrem ausgeprägt, spricht man von einem allergischen Schock.

Eine Allergie kann durch Inhalation, Berührung, Aufnahme oder Injektion hervorgerufen werden. Beim ersten Typ (Inhalation) kommt es beispielsweise zu Heuschnupfen, verbunden mit Jucken in Nase, Augen oder Gaumen, Niesen, Kopfschmerzen und tränenden Augen.

Bei der Kontaktallergie werden durch Berührung der betreffenden Substanz (z.b. giftiger Efeu, Kosmetika, Reinigungsmittel, Schmuck oder Farbstoffe) allergische Reaktionen ausgelöst: Die Haut entzündet sich, brennt oder juckt.

Aufgenommene Allergene werden getrunken oder gegessen. Eine Lebensmittelallergie kommt häufig bei Kindern vor, z.B. gegen Milch, Eier, gewisse Fischarten, Erdnüsse, Schokolade, Erdbeeren und Zitrusfrüchte. Symptome sind Darmkrämpfe, Übelkeit, Erbrechen, Durchfall. Zusätzlich können noch Nesselsucht, Ausschläge, Kopfschmerzen, Nasenverstopfung bis hin zum lebensbedrohlichen anaphylaktischen Schock auftreten.

Injektionsallergene sind Substanzen, die die Haut über Insektenstiche (Bienen) oder injizierte Drogen reizen. Kurzatmigkeit, schneller Herzschlag, Husten, Keuchen oder Benommenheit sind übliche Symptome; in schlimmen Fällen kommt es zum Allergieschock.

Die Magnetfeldtherapie wirkt bei Allergien ausgleichend auf das vegetative Nervensystem und damit indirekt auf das Immunsystem. Hier sind Resonanzwirkungen für den Erfolg der Therapie verantwortlich.

In wissenschaftlichen Studien wird auch auf den schmerzstillenden und entzündungshemmenden Effekt der Magnetfeldtherapie bei der Behandlung von Allergien hingewiesen.

● **Richtiger Einsatz der Magnetfeldtherapie bei Allergien**

Ganzkörpermatte: 3- bis 4-mal täglich je 16 Minuten: morgens bei mittlerer Intensität (einschleichend!), mittags und nachmittags bei niedriger Intensität, abends minimale Intensität.

Unterstützende Therapieformen: Bioresonanz, Homöopathika, Kinesiologie, NLP, TCM, Urintherapie, Bachblütentherapie, essentielle Fettsäuren (Nachtkerzenöl, Schwarzkümmelöl, Leinsamenöl, Boretschöl), Vitamin C.

Anwendungshinweise: Je saurer der Säure-Basen-Haushalt, desto schlechter ist die Reaktionsfähigkeit des Körpers.

Hinweise zur Erstreaktion: In ca. 10 % der Fälle kann eine Verstärkung der Hautreaktionen auftreten. In solchen Fällen hilft eine Dosisanpassung.

Erfolgsquote: In 70–80 % der Fälle kann eine gute bis sehr gute Besserung erzielt werden.

Ein Fall aus der Praxis

Frau T. leidet seit 40 Jahren unter Heuschnupfen, wobei die Symptome in der Zeit von März bis Oktober am schlimmsten sind. Frau T. musste sehr viele Medikamente einnehmen, zuletzt über 20 Tabletten pro Tag, zusätzlich verwendete sie einen Asthmaspray. Sie litt unter starker Atemnot, dazu kamen schwere Durchblutungsstörungen, sodass die Fersen über ein halbes Jahr ohne Gefühl waren.

Nach dreiwöchiger Anwendung der Magnetfeldtherapie verbesserte sich ihr Zustand deutlich. Es trat seither keine Atemnot mehr auf, tiefes Durchatmen ist im Gegensatz zu früher wieder möglich. Frau T. ist völlig beschwerdefrei und wendet keine Medikamente mehr gegen Heuschnupfen an. Bereits nach zwei Wochen Anwendung kam das Gefühl in den Fersen wieder, und nach einem Monat waren die Gefühlsstörungen völlig verschwunden.

Alzheimersche Krankheit

Alzheimer betrifft in der Regel Menschen nach dem 50. Lebensjahr. Charakteristisch für diese Krankheit ist der nicht zu stoppende, ständig fortschreitende Untergang von Gehirnnervenzellen. Die Symptome der Alzheimer-Krankheit steigern sich langsam, sodass keine sprunghafte Änderung im sozialen Verhalten des Erkrankten bemerkbar ist. Im Anfangsstadium wiederholen sich die Betroffenen oft beim Sprechen; später haben sie Schwierigkeiten, sich zeitlich und örtlich zu orientieren, sich zu waschen, zu kleiden und zu essen; schließlich erkennen sie ihre eigenen Familienmitglieder nicht mehr.

Die positive Wirkung der Magnetfeldtherapie bei Altersvergesslichkeit und insbesondere bei Morbus Alzheimer ist mittlerweile durch zahlreiche wissenschaftliche Studien bewiesen. Man darf allerdings nicht erwarten, dass das Magnetfeld das Absterben der Nervenzellen im Gehirn stoppen kann. Aber die bessere Sauerstoffnutzung, auch für die Hirnnervenzellen, bringt Zellen mit eingeschränkter Funktion wieder in Schwung, und so kann das Fortschreiten der Krankheit verlangsamt werden. Kurzfristig können bei Alzheimerkranken Verbesserungen im Bereich des Kurzzeitgedächtnisses und visuellen Gedächtnisses, der Orientierungsfähigkeit im Raum, des Gemütszustandes und der sozialen Kontaktfähigkeit auftreten, längerfristig hat die Magnetfeldtherapie einen beruhigenden Effekt.

Ein Fall aus der Praxis

Bei Herrn B., 68 Jahre, wurde vor drei Jahren Alzheimer diagnostiziert. Er ist mittlerweile unfähig, sich selbstständig im Alltagsleben zu bewegen. Rapider Gedächtnisverlust, insbesondere im Kurzgedächtnis und in der zeitlichen und räumlichen Orientierung, machen ihm zu schaffen. Verschiedene Medikamente zeigten keinen Erfolg.

Nach sechsmonatiger Behandlung mit dem Magnetfeld berichtet seine Frau von einer verbesserten Wachheit und aktiveren Teilnahme ihres Mannes am sozialen Leben der Familie. Auffallend ist eine leichte Verbesserung im räumlichen Orientierungsvermögen; Herr B. findet wieder allein zur Toilette. Der so genannte »Mini-Mental-State-Test« zeigt bei Wiederholung eine Zunahme von 14 auf 16 Punkte.

● **Richtiger Einsatz der Magnetfeldtherapie bei Morbus Alzheimer und Altersvergesslichkeit**

Ganzkörpermatte: 3-mal täglich je 8 Minuten: morgens bei mittlerer Intensität, mittags und abends bei niedriger Intensität.

Lokaler Applikator: 1-mal täglich 8 Minuten bei mittlerer Intensität (einschleichend), im Nackenbereich.

Unterstützende Therapieformen: Phytotherapie (Gingko biloba, Gotu Kola, Suma-brasilianisches Ginseng).

Anwendungshinweise: Unruhige Patienten können Schwierigkeiten haben, sich auf die Matte zu legen. In diesem Fall muss man warten, bis die volle Kooperationsbereitschaft gegeben ist.

Erstreaktionen sind in diesem Fall nicht zu erwarten.

Arthritis (Gelenkentzündung)

Charakteristisches Symptom für die Arthritis ist eine Rötung an den Gelenken, verbunden mit heftigen Schmerzen und Schwellungen. Für die meisten Formen der Arthritis sind die Ursachen noch unbekannt.

Die häufigste Art der Arthritis ist der akute Gelenkrheumatismus, wobei meist größere Gelenke betroffen sind, vor allem das Knöchel- und das Kniegelenk. Die heftigen Schmerzen können von einem Gelenk auf das andere überspringen, verschwinden aber meist spontan wieder.

Der akute Gelenkrheumatismus befällt dreimal so viele Frauen wie Männer und beginnt üblicherweise zwischen dem 20. und 30. Lebensjahr. Diese reaktive Arthritis wird nicht unmittelbar durch Krankheitserreger wie Bakterien oder Viren ausgelöst, sondern ist die Folge einer Entzündung im Magen-Darm-Trakt oder im Bereich der Harnwege, die einige Wochen zurückliegen kann. Durch den Einsatz von Antibiotika tritt diese Erkrankung heute selten auf.

Die Wirkung und der richtige Einsatz der Magnetfeldtherapie werden unter dem Stichwort »Chronische Arthritis« erläutert.

Chronische Arthritis (PCP)

Die chronische Arthritis (chronischer Gelenksrheumatismus) befällt besonders Frauen zwischen dem 20. und 30. oder um das 40. Lebensjahr. Die Symptome für diese Autoimmunkrankheit sind zunächst mit jenen einer Erkältung vergleichbar: Abgeschlagenheit, Gliederschmerzen und leichtes Fieber gehen allerdings bald in schwerwiegende entzündliche Veränderungen innerhalb der Gelenke über: Zunächst werden beide Fingergrundgelenke befallen, schubweise können die Schulter- und Kniegelenke, seltener die Hüftgelenke angegriffen werden. Dabei werden die Gelenksknorpel zerstört und es kommt nicht selten zu einer völligen Versteifung der Gelenke.

Die Ursachen dieser Erkrankung sind noch nicht eindeutig geklärt, daher zielen die therapeutischen Behandlungen in erster Linie auf Schmerzlinderung und Erhaltung der Beweglichkeit ab.

Bei chronischer Arthritis zeigt die Magnetfeldtherapie besonders auf dem Gebiet der Schmerzbehandlung sehr gute Resultate; zudem kann sie das Ausmaß der Krankheit verringern.

● **Richtiger Einsatz der Magnetfeldtherapie bei Arthritis**

Ganzkörpermatte: 2-mal täglich je 8 Minuten, morgens und abends niedrige Intensität.

Lokaler Applikator (besonders erfolgreich): 3-mal täglich je 16–24 Minuten bei hoher Intensität, Hände darauflegen.

Unterstützende Therapieformen: Homöopathika, Enzyme, Phytotherapeutika (Heilkräuterextrakte: Teufelskralle, Yucca, Traubenkern, Silberweidenrinde).

Anwendungshinweise: Die Anwendung soll auch in den schubfreien Intervallen erfolgen.

Hinweise zur Erstreaktion: Bei Arthritis, besonders der PCP, ist die Gefahr einer heftigen Erstreaktion relativ hoch (25 %). Sanftes Einschleichen kann das verhindern.

Erfolgsquote: In 70 % der Fälle kann eine gute bis sehr gute Besserung verzeichnet werden.

Ein Fall aus der Praxis

Frau L., 46 Jahre, leidet seit 12 Jahren an Gelenkrheumatismus (Felty-Syndrom) und klagt über starke Schmerzen in allen Gelenken, verbunden mit Entzündungen und Rötungen. Ihre Rheumawerte im Laborbefund sind extrem hoch. Hinzu kommen Rückenschmerzen und Schlafstörungen sowie eine schlechte Immunabwehr: regelmäßig ist sie erkältet, hat Halsschmerzen usw.

Nach einwöchiger Anwendung der Magnetfeldtherapie sind die Schlafstörungen verschwunden. Die Leistungsfähigkeit verbessert sich deutlich und die Anfälligkeit für Infektionskrankheiten sinkt. Nach weiteren zwei Wochen bessern sich die Rückenschmerzen, auch die Rheumaschmerzen lassen langsam nach. Nach viermonatiger Anwendung ist Frau L. beschwerdefrei.

Arthrose

Die Arthrose – eine Erkrankung, die zum degenerativen Rheumatismus gezählt wird – ist das wissenschaftlich besterforschte Gebiet für den Einsatz der Magnetfeldtherapie. Die zahlreichen klinischen Untersuchungen auf diesem Gebiet zeigen beinahe durchweg positive Ergebnisse.

Die Arthrose zählt zu den Zivilisations- oder Wohlstandskrankheiten, die auf mangelnde körperliche Bewegung und die damit verbundene Fehlbelastung unseres Skelettes zurückzuführen sind. Typische Symptome der Arthrose sind schmerzende Gelenke, dadurch bedingt langsamere Bewegungen, häufig auch eine ernsthafte Einschränkung der Gehfähigkeit. Am meisten betroffen sind Knie, Hüfte, Finger, Schulter und Wirbel.

Arthrose lässt sich nicht heilen, man kann nur die Schmerzen lindern und ein Fortschreiten der Abnützung verhindern. Dabei sind naturgemäß die Erfolgsaussichten umso besser, je früher mit der Behandlung begonnen wird. Bei frühzeitigem Einsatz kann die Magnetfeldtherapie beim Knorpelaufbau helfen, zumindest hemmt sie jedoch den weiteren Knorpelabbau.

Sie wirkt unterstützend und schmerzreduzierend (nach 4–8 Wochen) und ermöglicht so eine Verringerung der Schmerzmitteldosis. Der durchblutungsfördernde und muskelentspannende Effekt verbessert die Beweglichkeit der Gelenke nach durchschnittlich 4–6 Wochen.

● **Richtiger Einsatz der Magnetfeldtherapie bei Arthrose**

Ganzkörpermatte: 2-mal täglich je 8 Minuten: morgens mittlere Intensität (einschleichend), abends niedrige Intensität.

Lokaler Applikator: 2- bis 4-mal täglich je 16–24 Minuten bei folgenden Intensitäten:
Hand-, Fuß- sowie Zehen- und Fingergelenke: hohe Intensität.
Knie- und Ellbogengelenk: mittlere bis hohe Intensität.
Hüft- und Schultergelenk: niedrige bis hohe Intensität Halswirbelsäule: niedrige bis mittlere Intensität.
Brustwirbelsäule: niedrige bis mittlere Intensität.
Lendenwirbelsäule: mittlere bis hohe Intensität.
Lokaler Applikator (besonders bei Fingergelenkarthrose): hohe Intensität.

Unterstützende Therapieformen: Akupunktur, Akupressur, Chirotherapie, Ernährungsberatung, Phytotherapie, Mineralersatz, Homöopathie, Massagen, Neuraltherapie, Osteopathie, Physiotherapie.

Alte Hausmittel wie Wärme und Kälte können gute unterstützende Hilfe leisten.

Anwendungshinweise: Geduld (oft über Jahre hinweg) ist hier der Schlüssel zum Erfolg!

Hinweise zur Erstreaktion: Bei 10 % der Anwender treten anfangs Kurreaktionen auf.

Erfolgsquote: Bei 80 % der Fälle kann von einem sehr guten Erfolg gesprochen werden.

Frau M., 64 Jahre, leidet an schwerer Arthrose an beiden Kniegelenken. Vor allem bei und nach Belastungen hat sie starke Schmerzen und ist nur noch in der Lage, 50 Meter weit zu gehen. Eine Operation der Kniegelenke ist in den nächsten sechs Monaten geplant. Bereits nach zwei Wochen Magnetfeldtherapie sind die Schmerzen deutlich zurückgegangen. Nach sechs Monaten sind ihre Beschwerden so weit zurückgegangen, dass sie 400 Meter weit gehen kann. Die Operation wurde aufgeschoben.

Asthma

Beim Asthma unterscheidet man zwischen einer allergischen und nichtallergischen Krankheitsform. Die Symptome des allergischen Asthmas werden durch bestimmte Stoffe aus der Umwelt ausgelöst. Die häufigsten derartigen Stoffe sind Blütenpollen, Hausstaub, Tierhaare und Schimmelsporen, auch chemische Substanzen können einen Asthmaanfall auslösen. Diese Stoffe sollten so weit wie möglich gemieden werden.

Das nicht-allergische Asthma kann durch eine Ohr-, Nasen- oder Racheninfektion, kalte Atemluft oder emotionalen Stress verursacht werden, erste Anzeichen sind Müdigkeit und Unaufmerksamkeit während des Tages.

Kinder, bei denen beide Eltern an Asthma leiden, haben ein 50 % höheres Risiko, selbst an Asthma zu erkranken. Bei 30 % der Asthmafälle beginnt die Krankheit während der ersten fünf Lebensjahre. Asthmatische Kinder leiden oft unter Schlafproblemen.

Charakteristisch für beide Formen von Asthma sind die unvorhersehbaren Anfälle, bei denen die Atemwege anschwellen und sich verkrampfen. Diese Anfälle können regelmäßig oder auch nur alle paar Jahre auftreten, sie können harmlos oder sehr heftig, ja lebensgefährlich sein. Das Einatmen wird dadurch erschwert, dass die Lunge beim Ausatmen nicht völlig geleert ist und somit nicht genug frische Luft ansaugen kann.

Typische Zeichen für einen Asthmatiker sind neben dem Engegefühl in der Brust und dem Husten das pfeifende Ausatmen, das entsteht, wenn der Luftstrom durch die verengten Bronchien strömt. Angst, ein schneller Puls und kalter Schweiß sind typische Begleitsymptome. Ein langes unbehandeltes Asthmaleiden kann zudem eine enorme Belastung für das Herz darstellen.

Es gibt für Asthma keine Heilung, aber verschiedene Möglichkeiten, es unter Kontrolle zu bringen – zur Linderung der Beschwerden sind in erster Linie Atemübungen anzuraten.

Das Magnetfeld wirkt bei Asthma in erster Linie unterstützend auf die Regulation der Atemmechanik. Darüber hinaus kann es das Atemzeitvolumen und über die direkte Beeinflussung des vegetativen Nervensystems die Vitalkapazität des Patienten erhöhen. Eine optimale Nutzung des Sauerstoffs wird gewährleistet. Die Magnetfeldtherapie spielt bei Asthma auch als vorbeugende Maßnahme eine wichtige Rolle.

Generell wirkt die Magnetfeldtherapie bei Erkrankungen der Atemwege harmonisierend, entspannend auf Zwischenrippenmuskulatur und Zwerchfell: Sie ermöglicht eine tiefe Bauchatmung; in Einzelfällen wirkt sie Bronchien erweiternd und Schleim lösend.

● Richtiger Einsatz der Magnetfeldtherapie bei Erkrankungen der Atemwege

Ganzkörpermatte: 2- bis 3-mal täglich je 16 Minuten: morgens bei hoher Intensität (einschleichen, beginnend mit minimaler Intensität), mittags bei mittlerer Intensität (einschleichen); abends niedrige Intensität.

Lokaler Applikator: 1-mal täglich 24 Minuten mit mittlerer Intensität im Bereich der Brustwirbelsäule (Ganzkörperanwendung von 16 auf 8 Minuten reduzieren).

Unterstützende Therapieformen: Bronchovaxom, Ayurveda, Bioresonanz, Homöopathika, NLP, Qi Gong, TCM, Akupunktur, Aromatherapie, Kneipp-Kur, Phytotherapie allgemein (Königskerze, Thymian, Huflattich,

Eibischwurzel, Ingwer, Süßholzwurzel, Vogelmiere, Traubenkern-extrakt).

Besondere Hinweise zur Anwendung: Während der Behandlung Atem-übungen durchführen, nicht einschlafen (Atmung wird zu flach)!

Erstreaktionen sind in diesem Fall nicht zu erwarten.

Erfolgsquote: in 70 % der Fälle gute bis sehr gute Besserung.

Fälle aus der Praxis

Der Junge K., 10 Jahre, leidet seit vier Jahren an starkem Asthma (her-vorgerufen durch Blütenpollen). Nach einem Jahr Behandlung mit Magnetfeldtherapie ist er frei von Beschwerden und benötigt keine Medikamente mehr. Er schläft wieder seelenruhig.

Frau M., 76 Jahre, leidet neben häufigen Asthmaanfällen auch unter Gelenkschmerzen mit Bewegungseinschränkung in Händen und Füßen. Schon nach einem Monat Magnetfeldtherapie sind die Asthmaanfälle schwächer geworden, die Bewegungsfähigkeit nimmt zu. Nach etwa einem halben Jahr sind die Asthmaanfälle völlig ver-schwunden und Frau M. benötigt keine Medikamente mehr.

Autoimmunerkrankungen

Autoimmunerkrankungen sind sehr komplex und deshalb auch schwierig in den Griff zu bekommen. Bei diesen Erkrankungen greift ein irregeleitetes Immunsystem eigenes Körpergewebe an und zerstört es. Die Ursachen für diese Fehlreaktion des Abwehrsystems sind noch un-klar; möglicherweise ist eine Viruserkrankung der Auslöser.

Das Magnetfeld kann die Schmerzen lindern und über das vegetative Nervensystem die Aggressivität der Abwehrzellen herabsetzen. Die genaue Wirkung und der richtige Einsatz der Magnetfeldtherapie werden unter dem Stichwort »Allergie« (S. 72) erläutert.

Frau S., 33 Jahre, leidet unter destruktiver chronischer Polyarthritis, einer Autoimmunerkrankung. Betroffen sind vor allem beide Kniegelenke, in abgeschwächter Form auch das rechte Handgelenk, die Halswirbelsäule und beide Schultern.

Nach einer Erstverschlimmerung in der ersten Therapiewoche kann sie nach acht Wochen mit einem leichten Lauftraining beginnen. Es ist ihre erste sportliche Betätigung seit zehn Jahren. Ohne schmerzhafte Unterbrechungen kann sie nun durchschlafen, wacht ohne Steifheit und Bewegungseinschränkungen auf und benötigt keine Medikamente mehr.

Bandscheibenvorfall

Bandscheibenbeschwerden sind eine Zivilisationskrankheit, die in der heutigen Zeit überaus verbreitet ist. Insbesondere Männer zwischen dem 30. und dem 65. Lebensjahr sind davon betroffen. Der Bandscheibenvorfall zählt zu den Formen des degenerativen (durch Abnützung hervorgerufenen) Rheumatismus.

Zwischen den einzelnen Wirbeln (Knochen) liegen 23 Bandscheiben, die die Wirbel wie Stoßdämpfer gegeneinander abfedern. Jede Bandscheibe besteht aus einem reißfesten Knorpelmantel mit einem gallertartigen Kern, der die Dämpfwirkung übernimmt. Durch bestimmte Bewegungen oder bestimmte Beanspruchungen kann es passieren, dass die gallertartige Masse zwischen den einzelnen Wirbelkörpern vortritt. Die Folge: der äußerst schmerzhafte Bandscheibenvorfall (Prolaps).

Bandscheibenvorfall tritt bereits immer öfter in jungen Jahren auf: Die Symptome sind von der betroffenen Stelle an der Wirbelsäule abhängig. Beeinträchtigungen am Ischiasnerv behindern die Beweglichkeit enorm und verursachen eine gewisse Empfindungslosigkeit. Ein Kribbeln oder eine Starre in Teilen der Arme, Beine oder Füße können Folgeerscheinungen von Abnützungen im Bereich der Halswirbelsäule sein.

Aus wissenschaftlichen Studien über die Behandlung des Bandscheibenvorfalles mit Magnetfeldtherapie geht hervor, dass sich die Beweglichkeit der Patienten deutlich verbessert und sich das subjektive Schmerzempfinden wesentlich verringert. Darüber hinaus wirkt die Magnetfeldtherapie hier muskelentspannend, indem der Druck vom Nerv genommen wird.

● **Richtiger Einsatz der Magnetfeldtherapie bei Bandscheibenvorfall**

Ganzkörpermatte: 2-mal täglich je 8 Minuten bei niedriger Intensität.

Lokaler Applikator: 2- bis 3-mal täglich je 16–24 Minuten.
Halswirbelsäulenbereich: niedrige Intensität.
Brustwirbelsäulenbereich: niedrige bis mittlere Intensität.
Lendenwirbelsäulenbereich: mittlere bis hohe Intensität.

Unterstützende Therapieformen: Akupunktur, Chiropraktik, Neuraltherapie, Osteopathie, kognitive Therapie.

Anwendungshinweise: Besonders entscheidend sind abgewinkelte Beine! Außerdem: vor dem Aufstehen seitlich abrollen.

Dauer der Behandlung: Sie hängt vom Ausmaß des Bandscheibenschadens ab und kann Tage, Monate oder prophylaktisch bis hin zu Jahren dauern.

Hinweise zur Erstreaktion: Bei weniger als 5 % der Behandelten kommt es zu Kurreaktionen.

Erfolgsquote: in 70 % der Fälle gute bis sehr gute Besserung.

Ein Fall aus der Praxis

Wegen eines lumbalen Bandscheibenvorfalls klagt Herr G., 21 Jahre, über zunehmende Schmerzen im Bereich des unteren Rückens, die bis ins rechte Bein ausstrahlen. Der junge Mann musste seinen Beruf, der mit schwerem Heben und Tragen verbunden war, aufgeben. Versucht er sich vorzubeugen, beträgt der Finger-Boden-Abstand 50 Zentimeter. Nach vier Wochen Magnetfeldtherapie zeigt sich ein deutlicher Rückgang der Schmerzen bis zur völligen Schmerzfreiheit. Nach sechs Wochen beträgt der Finger-Boden-Abstand nur noch fünf Zentimeter.

Bechterewsche Krankheit (Morbus Bechterew)

Die Bechterewsche Krankheit gehört zum Formenkreis des entzündlichen Rheumatismus, wobei die Betroffenen meist junge Männer in der postpubertären Phase sind. Diese Erkrankung befällt – von der Lendenwirbelsäule ausgehend – die gesamte Wirbelsäule. Typische Symptome sind Rückenschmerzen und Steifheit des Rückens am Morgen, die allerdings nach etwa einer Stunde Bewegung wieder verschwindet. Im Verlauf der Krankheit kann es jedoch zu einer völligen Versteifung der gesamten Wirbelsäule kommen. Diese Krankheit kann nicht geheilt werden. Man kann jedoch versuchen, die totale Versteifung so lange wie möglich hinauszuzögern.

Die Magnetfeldtherapie fördert bei der Bechterewschen Krankheit die Beweglichkeit und lindert die Schmerzen; sie verringert zudem die Morgensteifheit.

● Richtiger Einsatz der Magnetfeldtherapie bei Morbus Bechterew

Ganzkörpermatte: morgens und abends je 8 Minuten bei niedriger Intensität.

Lokaler Applikator: 2- bis 3-mal täglich je 16–24 Minuten im Lendenwirbelsäulenbereich bei mittlerer bis hoher Intensität (einschleichen!).

Unterstützende Therapieformen: Enzyme, Akupunktur, Neuraltherapie, Kochsalztherapie, kognitive Therapie, viel Bewegung.

Anwendungshinweise: Beine anwinkeln und auf eine schmerzfreie Position achten!

Dauer der Behandlung: Die Behandlung ist langzeitig. Erfolge zeigen sich in den ersten drei Monaten.

Hinweise zur Erstreaktion: Bei ca. 15 % kommt es zu einem kurzen Aufflackern der Beschwerden. (daher: einschleichen!)

Erfolgsquote: In 70–80 % der Fälle gute bis sehr gute Besserung.

Cervikalsyndrom

Dieses degenerative Rheumaleiden ist meist mit Ausstrahlungs-schmerzen verbunden. Ursache für das Cervikalsyndrom sind häufige Fehlbelastungen, wie z.B. langes Sitzen am Arbeitsplatz. Gravierende Ab-nützungserscheinungen sind irreparabel, doch kann zumindest eine Schmerzlinderung erzielt werden.

Typische Symptome des Cervikalsyndroms sind Schmerzen, die vom Nacken-Schulter-Bereich in den Hinterkopf oder bis in die Finger aus-strahlen. Gefühlsstörungen, Kraftverlust und Lähmungen der Muskula-tur können ebenso damit verbunden sein.

Die Wirkung der Magnetfeldtherapie beim Cervikalsyndrom ist in erster Linie unterstützend und schmerzlindernd.

● Richtiger Einsatz der Magnetfeldtherapie beim Cervikalsyndrom

Ganzkörpermatte: 1-mal täglich 8 Minuten: morgens bei mittlerer In-tensität (einschleichend).

Lokaler Applikator: 3-mal täglich je 16 Minuten bei niedriger Intensität an der Halswirbelsäule (in Ausnahmefällen mittlere Intensität).

Unterstützende Therapieformen: Bewegungstherapie (die einfachste Übung ist, mehrmals am Tag mit dem Kopf ein paar Mal zu jeder Seite nicken, so als ob man jemanden grüßen würde).

Dauer der Behandlung: Man sollte bedenken, dass die Behandlung im Schulter- und Halswirbelbereich besonders langwierig sein kann!

Hinweise zur Erstreaktion: Aufgrund der niedrigen Dosierung kommt es nur bei ca. 3 % zu Kurreaktionen.

Erfolgsquote: In 60 % der Fälle gute bis sehr gute Besserung.

Ein Fall aus der Praxis

Herr L., 49 Jahre, leidet seit drei Jahren an einem Cervikalsyndrom mit ausstrahlenden Schmerzen in den rechten Arm (besonders nachts). Dazu kommen Taubheitsgefühle in den Fingern und Kraftlosigkeit. Am Röntgenbild ist eine starke Abnützungen im Halswirbelbereich erkennbar. Nach sechs Wochen Magnetfeldtherapie stellt sich eine deutliche Verbesserung ein, die Schmerzen und das Taubheitsgefühl sind verschwunden. Durch die nun ungestörte Nachtruhe ist Herr L. wieder belastbar und kann seinen Beruf ausüben.

Colitis ulcerosa

Bei der Colitis handelt es sich um eine Entzündung des Darms: Die bakterielle Entzündung, die Colitis ulcerosa (Dickdarmentzündung) und der Morbus Crohn sind die häufigsten Ursachen. Eine Colitis beginnt meist mit einer Darmverstimmung, leichtem Durchfall oder Verstopfung und einem allgemeinen Unwohlsein. Wenn die Situation ernster wird, kommen Bauchschmerzen oder Blutungen des Darms hinzu. Tritt die Krankheit plötzlich auf, ist sie mit Fieber, blutigem Durchfall, Appetit- und Gewichtsverlust verbunden. Bei der Colitis ulcerosa handelt es sich um eine Erkrankung des Dickdarms, deren Ursache man nicht kennt und bei der es zu Geschwüren an der Darmschleimhaut kommen kann. Meist ist die Erkrankung sehr schmerzhaft, tritt in Schüben auf und hängt mit Stress-Situationen zusammen.

Patienten mit einer leichten Colitis können mit einer normalen Diät auskommen. Ernstere Fälle müssen im Krankenhaus behandelt werden, denn das Wasser und die lebensnotwendigen Elektrolyte, die durch den Durchfall oder die Blutungen verloren gegangen sind, müssen sofort ersetzt werden. In manchen Fällen ist eine Operation nötig.

Die Wirkung und der richtige Einsatz der Magnetfeldtherapie werden unter dem Stichwort »Reizdarm« (S. 136 f.) erläutert.

Ein Fall aus der Praxis

Herr G., 43 Jahre, hat seit sechs Jahren Colitis ulcerosa. Nach der Operation klagt er über starke Schmerzen und Krämpfe im Darm. Nach dreieinhalb Monaten Behandlung mit dem Magnetfeld kommt es zu einer deutlichen Verbesserung der Schmerzsymptomatik, auch hat der Patient keine krampfartigen Entleerungen mehr. Dazu verspürt Herr G. allgemein gesteigertes Wohlbefinden und bessere Lebensqualität.

Depressionen

Depressionen werden – insbesondere am Anfang – oft unterschätzt oder nicht als echte Krankheit erkannt. Als Symptome gelten allgemeine Niedergeschlagenheit, Antriebslosigkeit am Morgen und schlechter Schlaf. Wenn solche Gemütsstörungen länger als zwei Wochen anhalten oder binnen kurzer Zeit regelmäßig wiederkehren, spricht man von Depression. Die genauen Ursachen für Depressionen sind unbekannt, aber Erbfaktoren, Stress im Alltags-, Berufs- und Privatleben, oftmaliger Misserfolg oder auch der Tod eines Nahestehenden können eine Rolle spielen. Die Depression kann auch als Folge einer Krankheit (Infektion, Wochenbett, Diabetes, Klimakterium, Schilddrüsenüber- oder -unterfunktion), von Medikamenten (Reserpin, Betablocker, Schlafmittel, Antidepressiva selbst) oder von Nahrungsmittelallergien, Darmstörungen, Amalgamplomben, Vitamin- und Spurenelementemangel auftreten. Dann spricht man von reaktiver Depression.

Frauen sind öfter von Depressionen betroffen als Männer. Dies hängt mit den Geschlechtshormonen der Frau zusammen und erklärt, warum einige Frauen vor ihrer Menstruation oder nach einer Geburt depressiv sind.

Die Magnetfeldtherapie kann bei Depressionen sehr hilfreich sein. Sie schafft Entspannung und vermittelt körperliches Wohlbefinden. Besonders gute Erfolgsaussichten bestehen bei leichten bis mittelschweren reaktiven Depressionen. Zahlreiche wissenschaftliche Arbeiten beweisen die positive Wirkung des Magnetfeldes in der Behandlung von Depressionen und Angstzuständen.

● **Richtiger Einsatz der Magnetfeldtherapie bei Depressionen und anderen psychischen Erkrankungen**

Ganzkörpermatte: 4-mal täglich je 8 Minuten mit niedriger Intensität.

Unterstützende Therapieformen: Akupunktur, Akupressur, Homöopathie, Kinesiologie, NLP, TENS, Biofeedback, Qi Gong, Ayurveda, Bachblütentherapie, Kneipp-Kur, kognitive Therapie, TCM, therapeutische Berührung, Phytotherapeutika (Johanniskraut, Baldrianwurzel, Frauenmantel, Passionsblume, Hopfen, Melisse, Blütenpollen), Entspannungsübungen, Verhaltenstherapie.

Anwendungshinweise: Die Magnetfeldtherapie sollte begleitend zu einer Psychotherapie eingesetzt werden.

Dauer der Behandlung: Die Anwendung bei seelischen Problemen ist meist langwierig, dafür aber frei von Nebenwirkungen oder Gewöhnungserscheinungen.

Hinweise zur Erstreaktion: In seltenen Fällen kann es bei depressiven Patienten am Beginn der Behandlung zu einer Verstärkung bereits vorhandener Schlafprobleme kommen (daher: einschleichen!).

Ein Fall aus der Praxis

Frau F., 36 Jahre, litt seit 15 Jahren an schwerer Depression (reaktiv), damit verbundenen Schlafstörungen, Magenproblemen und Appetitlosigkeit. Im Jahre 1995 bekam sie Magersucht. Nach einem halben Jahr Behandlung mit dem Magnetfeld lebt Frau F., die zuvor mehrere Krankenhausaufenthalte, Gesprächs- und Medikamententherapien absolviert hatte, nun beschwerdefrei und fühlt sich wieder leistungsfähig und vital. Die starken Anti-Depressiva konnte sie mittlerweile absetzen.

Erfolgsquote der Magnetfeldtherapie bei Schlafstörungen: in 70% der Fälle gute bis sehr gute Besserung, bei anderen psychischen Erkrankungen in 50% gute bis sehr gute Besserung.

Diabetes (Zuckerkrankheit)

Bei Diabetes unterscheidet man zwei Typen: Typ I tritt im Jugendalter auf, Typ II wird als Altersdiabetes bezeichnet und betrifft 90 % aller Diabetiker. Typ I ist der insulinabhängige Typ, das bedeutet, dass die Insulinproduktion, die normalerweise in der Bauchspeicheldrüse stattfindet, bei diesen Menschen nicht mehr funktioniert. Dieser Diabetestyp leidet häufig an gravierenden Symptomen, wie z.B. langsamer Heilung von Wunden, Verwirrung und Ohnmachtsanfällen.

Typ II wird auch der insulinunabhängige Typ genannt: Hier wird zwar genügend Insulin produziert, aber der Körper reagiert nicht mehr auf das Hormon und kann den aufgenommenen Zucker nicht abbauen. Dieser Diabetestyp tritt meist nach dem 40. Lebensjahr auf und wird in vielen Fällen zufällig bei Routineuntersuchungen festgestellt. Die Anfälligkeit, Altersdiabetes zu bekommen, ist vererbbar. Diabetes vom Typ II kann meist durch eine spezielle Diät unter Kontrolle gebracht werden und erfordert dann keine weiteren Medikamente.

Die Magnetfeldtherapie wirkt bei Zuckerkrankheit ausgleichend und durchblutungsfördernd, was späteren Komplikationen wie Kurzsichtigkeit oder Infarkt vorbeugen kann. Sie beschleunigt Wundheilung und Nervenregeneration, verbessert die Sauerstoffversorgung und optimiert – wenn Medikamente eingenommen werden müssen – die Wirkung dieser Präparate.

Studien haben zudem darauf hingewiesen, dass die Magnetfeldtherapie die Inselzellen in der Bauchspeicheldrüse zu einer verbesserten Insulinausschüttung anregen kann.

● **Richtiger Einsatz der Magnetfeldtherapie bei Zuckerkrankheit**

Ganzkörpermatte: 2- bis 3-mal täglich je 8 Minuten: morgens mittlere Intensität (einschleichend), mittags und abends bei niedriger Intensität.

Lokaler Applikator: 2-mal täglich je 16 Minuten im Bereich der mittleren Brustwirbelsäule bei hoher Intensität.

Unterstützende Therapieformen: Ernährung, Vitamin B6, Phytotherapie (Spirulina, Knoblauch); bei Retinopathie: Traubenkernextrakt, Alpha-Liponsäure, Haifischknorpelextrakt; zur Durchblutungsförderung: Gingko biloba.

Anwendungshinweise: Viel trinken!

Dauer der Behandlung: Sie kann mehrere Monate bis Jahre dauern. Therapieerfolge merkt der Patient meistens an der verbesserten Durchblutung und den geringeren Komplikationen der Zuckerkrankheit.

Hinweise zur Erstreaktion: Bei 1–3 % gibt es zu Therapiebeginn geringfügige Schwankungen in den Zuckerwerten, diese stabilisieren sich aber relativ bald, gelegentlich muss man die Insulindosis anpassen (verringern).

Erfolgsquote: In 70% der Fälle kann eine gute bis sehr gute Besserung erzielt werden.

Ein Fall aus der Praxis

Herr D., 61 Jahre, ist von Kind an Diabetiker und hat stets unter dieser Krankheit gelitten. Er leidet an Durchblutungsstörungen in den Beinen bis zur völligen Gefühllosigkeit an den Fußsohlen. Nach einem Unfall musste eine Zehe am linken Fuß amputiert werden, wobei die Wunde sehr schlecht heilte. Dazu kamen starke Schmerzen in der Schulter, Rheuma und Schlafstörungen. Zu Beginn der Magnetfeldtherapie wurden die Schmerzen zunächst stärker. Nach wenigen Wochen stellte sich der erste sichtbare Erfolg ein: Die Wunde am linken Fuß begann zu verheilen. In der Folge wurden die Schmerzen geringer und die Schlafstörungen verschwanden ganz. Auch die Diabeteswerte wurden wesentlich besser.

Durchblutungsstörungen (peripher) – Raynaud-Syndrom

Die Ursache des Raynaud-Syndroms ist meist eine Gefäßerkrankung der unteren Gliedmaßen. Am Anfang der Erkrankung ist oft ein Schwere- und Kältegefühl zu beobachten, am häufigsten am Fuß, dazu kommen Empfindungsstörungen (z.B. Kribbeln der Zehen und des Fußrückens). Während der Abkühlung wird die Haut sehr blass, später treten Schmerzen auf (besonders beim Gehen), Muskelermüdung und Krämpfe machen sich bemerkbar, sodass der Betroffene zu hinken beginnt. Beim Fortschreiten der Erkrankung stellen sich diese Beschwerden auch in der Ruhephase ein.

Im Anfangsstadium ist das Allgemeinbefinden kaum gestört, später können Kopfschmerzen und Herzbeschwerden auftreten, in schweren Fällen kommt es zum Gewebsverfall an der Fingerbeere, schließlich zum Gefäßverschluss. Ist ein völliger Verschluss einer Gliedmaßenschlagader mit Gangrän eingetreten, muss eine Amputation vorgenommen werden.

Die Behandlung des Raynaud-Syndroms erfolgt durch Bindegewebsmassagen, Rumpflichtbäder, heiße Arm- und Fußbäder, Bürstenbäder, Vitamin E-Therapien und durchblutungsfördernde Medikamente.

Die Magnetfeldtherapie ist ideal zur Unterstützung einer medikamentösen Therapie, sie wirkt durchblutungsfördernd und gewährleistet damit eine verbesserte Sauerstoffversorgung.

● Richtiger Einsatz der Magnetfeldtherapie bei Durchblutungsstörungen

Ganzkörpermatte: 3-mal täglich je 8 Minuten: morgens bei mittlerer Intensität, mittags und abends bei niedriger Intensität.

Lokaler Applikator: 1- bis 2-mal täglich je 24 Minuten bei hoher Intensität, am Ort der schlechten Durchblutung.

Unterstützende Therapieformen: Akupunktur, TENS, Kochsalzlösung, Phytotherapeutika (Gingko biloba, Gotu Kola, Traubenkernextrakt), Homöopathika. Ferner dienen Bewegungsübungen, Sport- und Krankengymnastik der Förderung der Durchblutung. Im Sommer helfen Licht-, Luft- und Sonnenbäder.

Hinweise zur Erstreaktion: Bei 1–2 % kann es zu anfänglichen Schmerz-erscheinungen, v.a. Krämpfen, kommen. Hier hilft die Einnahme von Magnesium.

Erfolgsquote: In 70–80 % der Fälle kann eine gute bis sehr gute Besserung erzielt werden.

Ein Fall aus der Praxis

Bei einer Frau, 59 Jahre, fühlten sich die Gliedmaßen aufgrund schwerer Durchblutungsstörungen in den Händen und Füßen oft wie abgestorben an. Dazu litt sie an Bewegungseinschränkungen. Nach einer Woche Magnetfeldtherapie ist die Frau beschwerdefrei, sie kann wieder Schuhe mit höheren Absätzen tragen, tanzt, macht Fitnesstraining und wandert wieder. Die Extremitäten sind warm und gut durchblutet. Nach 14 Tagen Magnetfeldtherapie sind die Atemwege im Gegensatz zu früher schleim- und sekretlösungsfrei.

Gallensteine

Etwa jeder Zehnte leidet an Gallensteinen. Besonders Frauen über dem 40. Lebensjahr, die zwei oder mehr Kinder geboren haben und die sich noch nicht in der Menopause befinden, Menschen mit Übergewicht, die ständig ab- und zunehmen sowie Diabetiker sind davon betroffen, wobei fett-reiche Ernährung die Steinbildung zusätzlich fördert: Wenn die Gallen-flüssigkeit zu viel Cholesterin enthält, fällt der nicht benötigte Teil aus und bildet zusammen mit Gallensalzen und anderen Bestandteilen Steine.

Begünstigt werden Gallensteine auch durch Infektionen, Lebererkrankun-gen und diverse Formen von Anämien (z.B. der Sichelzellanämie). Mehr als die Hälfte aller Gallensteine verursacht keine Symptome, andere wiederum führen zu einer Entzündung der Gallenblase (Cholecystitis) oder zu Gallenkoliken, die eine Gelbsucht verursachen können.

Die Magnetfeldtherapie stellt bei Gallensteinen und generell bei Leber-problemen eine adjuvante Therapieform dar, die auch symptomatisch eingesetzt werden kann. Die beste Methode, Krankheiten in diesem Be-reich zu vermeiden, ist eine vernünftige Lebensweise.

Die genauen Wirkungsmechanismen der Magnetfeldtherapie bei Gallen-(und Leber)erkrankungen sind noch nicht geklärt, man nimmt jedoch an, dass sie einen anregenden Effekt auf die einzelnen Leberzellen besitzt, durch die Durchblutungsförderung zur besseren Entgiftung beiträgt und bei Koliken krampflösend wirkt.

● **Richtiger Einsatz der Magnetfeldtherapie bei Lebererkrankungen**

Ganzkörpermatte: 1- bis 2-mal täglich je 8 Minuten: morgens bei mittlerer Intensität, abends bei niedriger Intensität.

Kissen oder Stab: 2-mal täglich je 16 Minuten bei hoher Intensität am rechten Oberbauch.

Unterstützende Therapieformen: fett- und alkoholfreie Diät, Vitamine (A, B, D, K), Phytotherapeutika (Mariendistel, Artischocken, Gelbwurz, Rote Bete, Löwenzahn, Orangewurzel, Süßholzwurzel, Spirulina und Chlorella).

Erstreaktionen sind in diesem Fall nicht zu erwarten.

Erfolgsquote: in 60–70 % der Fälle gute bis sehr gute Besserung, abhängig von der Krankheitsursache.

Ein Fall aus der Praxis

Frau A., 45 Jahre, leidet seit mehreren Jahren unter chronischer Gallenblasenentzündung und Gallensteinen. Sie ist übergewichtig und nimmt die Pille. Bisherige Therapien blieben ohne Erfolg. Nach acht-monatiger Behandlung mit Magnetfeldtherapie kam es zu einem Steinabgang in den Darm, direkt im Anschluss an die Behandlung, mit kurzfristigen kolikartigen Schmerzen. Seither hält Frau A. Diät und benutzt das Magnetfeld. Der aktuelle Ultraschallbefund liegt in der Norm und die Patientin hat keine Schmerzen mehr.

Gastritis, Gastroenteritis und Magengeschwüre

Gastritis

Die Gastritis ist eine Entzündung der Magenschleimhaut, die sich charakteristischerweise durch Übelkeit, Völlegefühl, Aufstoßen und Sodbrennen bemerkbar macht. Hier sollte vor allem auf eine geeignete Diät geachtet werden (keine scharfen, gebratenen und kohlehydratreichen Speisen!) Relativ häufig tritt die nervöse Gastritis auf, die in erster Linie durch Stress und Nervosität ausgelöst wird. Sie wird deshalb auch zum Bereich der psychosomatischen Krankheiten gezählt.

Die Magnetfeldtherapie ist auf diesem Gebiet besonders durch ihre beruhigende und krampflösende Wirkung (Hyperpolarisation) erfolgreich. Die Wirkung und der richtige Einsatz der Magnetfeldtherapie werden unter dem Stichwort »Magengeschwüre« erläutert.

Gastroenteritis

Die Gastroenteritis ist eine Entzündung der Magen- und Darmschleimhaut, die durch Viren und Bakterien, allergische Reaktionen auf bestimmte Speisen oder Getränke, Infektionskrankheiten, wie z.B. Grippe, eine Lebensmittelvergiftung oder bestimmte Drogen verursacht werden kann. Kopfschmerzen, Übelkeit, Erbrechen, Durchfall und Schmerzen im Magen-Darm-Bereich treten auf.

Normalerweise vergeht die Gastroenteritis innerhalb einiger Tage von selbst, der Durchfall kann jedoch bis zu zehn Tage dauern. Wenn dann noch keine Besserung eingetreten ist, ist ein Arztbesuch anzuraten. Die größte Gefahr bei dieser Erkrankung besteht im Flüssigkeitsverlust, besonders bei alten Menschen und bei Kindern. Es sollte daher – über den Tag verteilt – viel in kleinen Mengen getrunken werden. Die Wirkung und der richtige Einsatz der Magnetfeldtherapie werden unter dem folgenden Stichwort »Magengeschwüre« erläutert.

Magengeschwüre

Ein Magengeschwür bzw. ein Zwölffingerdarmgeschwür entsteht häufig durch eine Übersäuerung des Magens, wobei es durch die aggressiven Verdauungssäfte zusätzlich noch zu einer Entzündung der unteren Speiseröhre kommen kann. Etwa jeder zehnte Mitteleuropäer leidet an einem Geschwür, ungefähr jeder Dritte an einer Grundkrankheit mit starkem Sodbrennen. Männer sind vom Zwölffingerdarmgeschwür zehnmal häufiger betroffen als Frauen.

Das häufigste Symptom ist ein Brennen im Bauch, oberhalb des Nabels, das sich wie ein Hungerschmerz anfühlt. Beim Magengeschwür treten die Schmerzen 30–120 Minuten nach dem Essen auf, während sie beim Zwölffingerdarmgeschwür meist mitten in der Nacht (Nüchternheitsschmerz) spürbar sind.

Magen- bzw. Zwölffingerdarmgeschwüre können immer wieder aufflammen (Stress ist hier in vielen Fällen der Auslöser) und letztlich zu Narben im Darmbereich führen; im fortgeschrittenen Stadium kann es zu gefährlichen inneren Blutungen kommen.

Bei der Behandlung von Magengeschwüren geht es in erster Linie darum, die aggressiven Verdauungssäfte (Salzsäure) zu neutralisieren und die Schutzfunktion der Magenschleimhaut zu verbessern.

Die Magnetfeldtherapie hat bei der Behandlung von Patienten, die an Magen- und Zwölffingerdarmgeschwüren leiden, sehr positive Effekte: Sie wirkt beruhigend auf das Vegetativum und verbessert die Schleimbildung zum Schutz vor der aggressiven Magensäure. Besonders hervorzuheben ist ihre schmerzstillende Wirkung.

Wissenschaftliche Studien haben ergeben, dass die Magnetfeldtherapie auch Rezidiven (Rückfällen) vorbeugen kann.

● **Richtiger Einsatz der Magnetfeldtherapie bei Magenerkrankungen**

Ganzkörpermatte: 3-mal täglich je 16 Minuten: morgens und mittags bei niedriger Intensität, abends bei minimaler Intensität.

Lokaler Applikator: 1-mal täglich 16 Minuten bei niedriger Intensität, im Oberbauchbereich.

Unterstützende Therapieformen: Rollkur mit Kamillenextrakten, Basenpulver und Säurebinder, Phytotherapie (Süßholzwurzel, Orangewurzel, Mädesüß, Cayenne, Ingwer, Baldrian).

Anwendungshinweise: Die ideale Therapiezeit ist mittags und allgemein nach dem Essen.

Dauer der Behandlung: 3–5 Wochen bei akuten Geschwüren, bei chronischen Entzündungen entsprechend länger.

Erstreaktionen sind in diesem Fall nicht zu erwarten.

Erfolgsquote: In 70–80 % der Fälle ist eine gute bis sehr gute Besserung zu erzielen.

Ein Fall aus der Praxis

Herr M., 42 Jahre, hatte seit Februar 1997 extreme Beschwerden im Magenbereich, Verkrampfungen und ständige Schmerzen. Ende Juli erklärte ihm ein Arzt nach ergebnislosen Magen- und Darmspiegelungen, dass es eben Situationen gebe, mit denen man sich abfinden müsse. Nach den ersten drei Behandlungen mit dem Magnetfeld verspürte Herr M. keine Verbesserung, doch nach weiteren fünf Anwendungen waren die Magenschmerzen gänzlich zurückgegangen. Zusätzlich fühlt sich Herr M. nun vitaler und zufriedener, auch der Stoffwechsel funktioniert jetzt ohne Beanstandung.

Gehörsturz

Als Gehörsturz bezeichnet man einen meist plötzlich und aus unbekanntem Grund auftretenden massiven Verlust des Hörvermögens. Manchmal können Ursachen von außen (z.B. Knall) einen Gehörsturz bewirken. Untersuchungen zeigen den therapeutischen Nutzen der Magnetfeldtherapie bei akutem Gehörsturz.

Erfolgsquote: In 50 % der Fälle kann eine gute bis sehr gute Besserung erzielt werden. Die Wirkung und der richtige Einsatz der Magnetfeldtherapie werden unter dem Stichwort »Ohrensausen (Tinnitus)« (S. 127 f.) erläutert.

Gelenkersatz (Prothesen)

Künstliche Gelenke verstehen sich immer als Notlösung und werden auch nur dann eingesetzt, wenn der Patient aufgrund verschiedener Abnützungserscheinungen oder Fehlhaltungen an unerträglichen Schmerzen leidet. Diese Schmerzen resultieren aus der chronischen Abnützung der Gelenksflächen.

Häufig findet man Gelenkersatz beim Knie: In Vollnarkose wird das Kniegelenk durch eingeschraubte bzw. einzementierte Metallstücke (diese bestehen heutzutage meist aus Titan) verstärkt. Die häufigsten Gelenkprothesen betreffen jedoch das Hüftgelenk, genauer: den Hüftkopf. Probleme, die nach einer Hüftgelenkoperation auftreten können, sind neben chronischen Schmerzen vor allem die gefürchtete Lockerung des jeweiligen künstlichen Gelenks. Auch stellt sich nach der Operation nicht immer eine Verbesserung der Beweglichkeit ein.

Die positive Wirkung der Magnetfeldtherapie bei Patienten mit Prothesen ist durch zahlreiche wissenschaftliche Studien belegt worden. In dieser amerikanischen Untersuchung wurden Patienten mit gelockerten Hüftprothesen einer sechsmonatigen Magnetfeldtherapie unterzogen. Das Resultat: 53 % der Hüftprothesen waren wieder fest verwachsen. In der Kontrollgruppe (Patientengruppe, die nicht mit dem Magnetfeld behandelt worden war) wiesen lediglich 11 % ähnlich gute Erfolge auf.

Generell wirkt die Magnetfeldtherapie schmerzstillend. Bei Patienten mit Gelenkersatz lockert sie die das Gelenk umgebende Muskulatur, fördert die Beweglichkeit und festigt das künstliche Gelenk im natürlichen Knochenschaft.

● **Richtiger Einsatz der Magnetfeldtherapie bei Gelenkersatz**

Ganzkörpermatte: 1- bis 2-mal täglich je 8 Minuten, morgens niedrige Intensität, abends minimale Intensität.

Lokaler Applikator: Kniegelenk: 2- bis 3-mal täglich je 24 Minuten bei hoher Intensität (einschleichend).
Hüftgelenk: 3-mal täglich je 16–24 Minuten bei mittlerer Intensität (einschleichend).

Unterstützende Therapieformen: Enzyme, Akupunktur, Neuraltherapie und insbesondere Bewegungstherapie.

Anwendungshinweise: Prinzipiell gilt, dass nicht nur das Gelenk mit der Prothese, sondern auch das – meist mehrbelastete – gesunde Gelenk mitbehandelt werden soll. Die Therapiezeit der örtlichen Anwendung mit dem lokalen Applikator sollte täglich mindestens eine Stunde betragen. Titan-Prothesen reagieren im Allgemeinen besser auf die Magnetfeldtherapie als ein zementierter Gelenkersatz.

Dauer der Behandlung: mindestens sechs Monate, wobei von Einzelfall zu Einzelfall unterschieden werden muss. Es ist empfehlenswert, mit einer Behandlung bereits vor der Operation zu beginnen, um einen möglichst komplikationsfreien Ablauf zu gewährleisten.

Ein Fall aus der Praxis

Frau U., 83 Jahre, erhielt eine Hüftendoprothese. Nach der Operation hatte sie mehr Beschwerden als vorher und konnte vor Schmerzen nicht mehr schlafen. Zu allem Überfluss teilte ihr der Arzt mit, dass die Prothese möglicherweise nicht richtig sitze und sich gelockert habe. Eine Zweitoperation hätte allerdings wenig Aussicht auf Erfolg. Bereits nach den ersten 6–8 Wochen mit Magnetfeldtherapie nahmen die Schmerzen deutlich ab. Nach weiteren sieben Monaten unterzog sich Frau U. einer Kontrolluntersuchung: Zu ihrer Freude sitzt der Gelenkersatz jetzt fest im Knochen, und sie kann sich ohne Gehhilfe und fast schmerzfrei bewegen.

Hinweise zur Erstreaktion: Bei 5 % ist mit einer kurzen Schmerzzunahme zu rechnen.

Erfolgsquote: Bei einer langfristigen Therapie ist in 60–70 % der Fälle eine gute bis sehr gute Besserung zu erwarten.

Gicht

Die Gicht ist ein typisches Wohlstandsleiden, wobei 95 % der Patienten Männer sind.

Voraussetzung für das Auftreten der Krankheit ist zunächst eine genetische Veranlagung (Vererbung), der Auslöser ist jedoch ein erhöhter Harnsäuregehalt im Blut, hervorgerufen durch eine zu purinreiche Kost. Purine sind die chemischen Bestandteile jedes Zellkerns, aus denen der Körper die Harnsäure bildet, wobei zu starken Purinbildnern Fleisch (hier besonders die Innereien wie Leber, Herz und Nieren), aber auch Ölsardinen, Sardellen oder Fertiggerichte zählen. Auch Alkohol ist gefährlich, da er einerseits die Ausscheidung der Harnsäure hemmt, andererseits z.B. die Hefe im Bier besonders harnsäurebildend wirkt.

Verliert der Körper die Kontrolle über die Ausscheidung der Harnsäure, kommt es zur Bildung von kleinen Kristallen. Diese Harnsäurekristalle lagern sich dann vor allem in den großen Gelenken ab (Großzehe, Knie, aber auch Finger, Ellenbogen, Schulter und Hüfte), reizen dort die Gelenkkapsel und die umgebenden Strukturen und führen aufgrund der Entzündung zu Schmerzen. Bei längerer Gichtgrunderkrankung können sich die Harnsäurekristalle auch unter der Haut (z.B. an den Ohren) ablagern und dort so genannte Gichtknoten bilden.

Der größte Risikofaktor für Gicht ist das Übergewicht. Oftmals lösen auch Stress oder ein simpler Wetterwechsel die Krankheit aus, auch im Zuge einer starken Diät kann sich eine Gicht entwickeln.

Die Magnetfeldtherapie kann bei Gicht schmerzstillend, abschwellend und krampflösend wirken. Sie fördert zudem die Löslichkeit der Harnsäurekristalle im Blut.

● **Richtiger Einsatz der Magnetfeldtherapie bei Gicht**

Ganzkörpermatte: 3-mal täglich je 8 Minuten: morgens und mittags bei mittlerer Intensität, abends bei niedriger Intensität.

Lokaler Applikator: 2- bis 3-mal täglich je 16–24 Minuten bei hoher Intensität am Ort der Schmerzen.

Unterstützende Therapieformen: Diät (purinarme Kost wie etwa Milchprodukte, Quark und Käse, Kartoffeln, Obst und Teigwaren), diuretische Phytotherapeutika (Löwenzahn, Brennessel, Ackerschachtelhalm), Homöopathika, bei Knorpelschäden: Glucosaminsulfat, Haifischknorpelextrakt.

Dauer der Behandlung: Ein Therapieerfolg zeigt sich meist relativ bald. Trotzdem sollte auch in der Zeit zwischen den Gichtanfällen vorbeugend behandelt werden.

Anwendungshinweis: Viel trinken!

Erstreaktionen sind in diesem Fall nicht zu erwarten.

Erfolgsquote: In 70–80 % der Fälle ist eine gute bis sehr gute Besserung zu verzeichnen.

Ein Fall aus der Praxis

Herr N., 56 Jahre, leidet an chronischer Gicht und nimmt regelmäßig Medikamente. Nach einer großen Familienfeier spürte er in der Nacht heftigste Schmerzen am linken Großzehengrundgelenk. Nach drei Tagen Magnetfeldtherapie waren die Schmerzen gelindert, die Beweglichkeit verbessert und der Patient konnte wieder auftreten.

Grippe

Die echte Grippe muss vom grippalen Infekt (der gewöhnlichen Erkältung) insofern unterschieden werden, als sie nur von einem Virus ausgelöst werden kann. Charakteristisch für ein Grippevirus ist, dass es sein

Aussehen ständig verändert, und der Mensch somit keine bleibenden Abwehrkräfte entwickeln kann. Viren werden durch die Luft übertragen, aber auch durch Tröpfchen beim Sprechen, Niesen und Küssen. Niedrige Temperaturen sind für das Grippevirus optimal.

Eine Grippe beginnt mit Schnupfen, Halsschmerzen und Husten oder Niesen und ähnelt zunächst in allen Symptomen der einfachen Erkältungskrankheit. Zusätzlich treten häufig Gliederschmerzen und brennende Augen auf. Das Fieber kann auf über 38 °C steigen. In manchen Fällen kommt eine Darminfektion hinzu (Darmgrippe). Eine Grippe dauert genauso lange wie eine Erkältung (7–9 Tage), aber die Erholungsphase dauert länger, d.h. der Körper braucht mindestens zwei Wochen Ruhe und muss während dieser Zeit besonders vor schädlichen Einflüssen und Überanstrengungen geschützt werden; andernfalls kann eine Grippe auch lebensbedrohlich werden.

Wie gegen die Erkältung gibt es auch gegen die Grippe kein wirksames Medikament, jedoch eine vorbeugende Impfung (gegen bestimmte Viren), die vor allem älteren und immunschwachen Patienten zu empfehlen ist. Bei Fieber ist Bettruhe geboten. Wer die Grippe unterschätzt, muss mit schweren Komplikationen rechnen, z.B. mit einer Lungenentzündung.

Die Magnetfeldtherapie wirkt bei Grippe schmerzstillend, entzündungshemmend, vorbeugend und regenerierend. Die Magnetfeldtherapie hat keine direkte keimtötende Wirkung, d.h. sie kann die Viren nicht direkt bekämpfen, aber es erfolgt durch die stimulierte Produktion der Abwehrzellen gegen das Virus ein besserer Schutz.

Es gibt zahlreiche wissenschaftliche Studien zu diesem Thema, in welchen die immunstimulierende Wirkung des Magnetfeldes hervorgehoben wird.

● Richtiger Einsatz der Magnetfeldtherapie bei Grippe

Ganzkörpermatte: 4- bis 6-mal täglich je 8 Minuten: morgens bei hoher Intensität, mittags bei mittlerer, nachmittags und abends bei niedriger Intensität.

Unterstützende Therapieformen: Feuchte Essigwickel um die Waden, Aromatherapie, Homöopathie, Osteopathie, TCM, Urintherapie, hohe Dosen Vitamin C, Zink, Phytotherapie (Echinacea, Astragaluswurzel, Blütenpollen, Ginseng).

Anwendungshinweise: Die Ganzkörpermatte soll ins Bett gelegt werden! Besonders wichtig ist eine ausreichende Flüssigkeitszufuhr.

Hinweise zur Erstreaktion: Bei ca. 25 % nimmt in der akuten Phase der Schnupfen zu. Bei 8 % steigt anfangs die Temperatur (daher ist es bei älteren Personen besser, die fieberfreie Phase abzuwarten).

Erfolgsquote: In 90–100 % der Fälle gute bis sehr gute Besserung.

Ein Fall aus der Praxis

Herr R., 40 Jahre, leidet unter Müdigkeit und Muskelkater bei körperlicher Überanstrengung sowie an Herpes Labialis und Genitalis und Stirnhöhleneiterung. Allgemein leidet er unter einer schlechten Immunlage. Herr R. berichtet über seine Erfahrungen mit der Magnetfeldtherapie: »Ich habe kaum mehr Muskelkater, bin leistungsfähiger, der Herpesausbruch im Lippen- und Genitalbereich ist eingedämmt. Ich bin den zweiten Winter ohne grippale Infekte und ohne Stirnhöhlenprobleme.«

Gürtelrose – Herpes zoster

Die Gürtelrose ist eine schmerzhafte Zweitinfektion mit dem Virus der Windpocken, von der in der Regel eher ältere Personen befallen werden (mehr als 50 % der Erkrankten sind über 45 Jahre alt).

Die Infektion kann von einem oder mehreren Nerven ausgehen. Sie verursacht über dem betroffenen Nerv einen blasigen, juckenden Hautausschlag ähnlich den Windpocken, wobei bevorzugt Nerven des Nackens, Rückens, der Brust, Arme oder Beine, aber auch Nerven im Gesicht angegriffen werden. Der Ausschlag erscheint als Band oder Streifen und wird von starken Schmerzen begleitet; meist bildet sich der Ausschlag nach zwei bis drei Wochen zurück, die Schmerzen können jedoch länger anhalten.

Eine Vorerkrankung an Windpocken ist Voraussetzung für ein Ausbrechen der Gürtelrose und man vermutet, dass das Virus im Körper bleibt und reaktiviert wird, wenn die fragliche Stelle verletzt oder der Betroffene einem extremen emotionalen oder physischen Stress ausgesetzt ist.

Die häufigste Komplikation ist eine Infektion mit Bakterien. Dies kann zur Narbenbildung und zu Entstellungen führen. Sind Gesichtsnerven betroffen, sind besonders schwerwiegende Folgeerscheinungen nicht auszuschließen.

Die Wirkung der Magnetfeldtherapie bei der Gürtelrose: in erster Linie schmerzlindernd, entzündungshemmend und immunstärkend. Die Bläschenbildung wird rascher überwunden, die (Wund)Heilung wird gefördert, die Komplikationsrate wird deutlich reduziert und damit die Krankheitsdauer vermindert.

● Richtiger Einsatz der Magnetfeldtherapie bei Gürtelrose

Ganzkörpermatte: 2- bis 3-mal täglich je 8 Minuten mit niedriger Intensität.

Lokaler Applikator: 4-mal täglich je 24 Minuten bei hoher Intensität, abwechselnd an der Wirbelsäule (an der Stelle des Nervaustritts) und der betroffenen Hautpartie.

Unterstützende Therapieformen: TENS, Vitamine und Spurenelemente, Phytotherapeutika (Traubenkernextrakt, Grapefruitkern, Echinacea).

Bäder mit warmem Wasser zur Sauberhaltung der Haut sind wichtig, um Infektionen zu vermeiden. Kratzen sollte verhindert werden (bei starkem Juckreiz sollten die Fingernägel geschnitten und nachts Kleidung getragen werden, um das Aufkratzen zu verringern).

Dauer der Behandlung: Nach 4–6 Wochen zeigt sich der gewünschte Erfolg, eine Nachbehandlung wird empfohlen.

Hinweise zur Erstreaktion: In 5 % der Fälle kann es für drei Tage zu einer leichten Schmerzzunahme kommen.

Erfolgsquote: In 75 % der Fälle kann eine gute bis sehr gute Besserung verzeichnet werden.

Ein Fall aus der Praxis

Eine Frau, 45 Jahre, leidet an Gürtelrose mit heftigsten Schmerzen und typischen Hauterscheinungen an der rechten Seite. Nach vier Tagen ausschließlicher Therapie mit dem Magnetfeld ist der Juckreiz gestillt, nach zehn Tagen ist die Patientin schmerzfrei, nach zwölf Tagen frei von Hautbläschen. Die befürchteten Komplikationen sind ausgeblieben.

Herzinfarkt

Der Herzinfarkt ist neben dem Schlaganfall die häufigste Todesursache. Beim Herzinfarkt ist ein Herzkranzgefäß durch arteriosklerotische Ablagerungen (Gefäßverkalkung) oder durch ein Blutgerinnsel so verstopft, dass kein Blut mehr durchfließen kann. Da durch den Gefäßverschluss die Sauerstoffversorgung in einem bestimmten Bereich des Herzmuskels nicht mehr gewährleistet ist, geht der Muskel zugrunde.

Bluthochdruck, Diabetes, ein hoher Cholesteringehalt, die »Pille«, Rauchen, überhöhter Stress, manche Diäten und ein Mangel an körperlicher Betätigung steigern die Gefahr eines Infarkts.

Ein Herzinfarkt kann unbemerkt bleiben oder mit den typischen heftigen Schmerzen hinter dem Brustbein auftreten. Oft strahlen diese Schmerzen bis in einen Arm oder in beide Arme aus. Dazu kommen Schwierigkeiten beim Atmen, Müdigkeit, starkes Schwitzen, Fieber und ein Vernichtungsgefühl. Ein Herzinfarkt kann völlig harmlos ablaufen und die Lebensqualität des Menschen nicht nachhaltig beeinflussen, er kann aber auch den sofortigen Tod herbeiführen. Die Folgen sind abhängig vom Bereich und vom Umfang des zerstörten Herzmuskels.

Bei der Infarktvorbeugung bzw. der Rehabilitation steht das Reduzieren der Risikofaktoren im Vordergrund: Der Patient sollte Übergewicht abbauen, das Rauchen aufgeben, Stess-Situationen und plötzlichen Temperaturwechsel vermeiden. Der Patient wird motiviert, Ruhepausen einzulegen und sich an eine cholesterin- und fettarme Diät zu halten.

Die Magnetfeldtherapie ist sowohl bei der Vorbeugung als auch in der Rehabilitationsphase nach einem Infarkt von Nutzen. Sie wirkt durchblutungsfördernd, gefäßerweiternd (besserer Sauerstofftransport zum Herzen) und unterstützend. Einige Untersuchungen sprechen von einer Verhinderung der Einlagerung von Kalzium und Cholesterin in die Gefäßwand und somit von einer Vorbeugung gegen die Gefäßverkalkung.

● Richtiger Einsatz der Magnetfeldtherapie bei Herzinfarkt

Ganzkörpermatte: 3-mal täglich je 8 Minuten: morgens bei mittlerer Intensität (einschleichend), mittags bei niedriger Intensität, abends minimale Intensität.

Lokaler Applikator: 1-mal täglich 16 Minuten: Brustwirbelsäule bei mittlerer Intensität, Brustkorb bei niedriger Intensität (je 8 Minuten).

Unterstützende Therapieformen: Vitamine und Mineralstoffe (Vitamin C, B-Vitamine, Vitamin E, Kalzium, Magnesium, Selen), Co-Enzym Q10, essenzielle Fettsäuren (Lachsöl, Leinsamenöl, Nachtkerzenöl, Boretschöl, Schwarzkümmelöl), Phytotherapeutika (Gingko biloba, Gotu Kola, Weißdornbeere, Ginseng, Ackerschachtelhalm, Alfalfa, Knoblauch, Traubenkernextrakt, Eichenrinde).

Erstreaktionen sind in diesem Fall nicht zu erwarten.

Erfolgsquote: In 70 % der Fälle kann eine gute bis sehr gute Besserung verzeichnet werden.

Ein Fall aus der Praxis

Frau mit Diagnose Herzinfarkt, Bypass-Operation, erneute Verengung der Bypässe.

Nach drei Wochen Magnetfeldtherapie verspürt sie ein gesteigertes Wohlbefinden, auf eine erneute Operation konnte somit verzichtet werden.

Koronare Herzkrankheit (KHK)

In den westlichen Industrieländern ist die koronare Herzkrankheit die häufigste Todesursache. Durch den beruflichen und sozialen Stress sind in erster Linie Männer zwischen dem 40. und 60. Lebensjahr, aber auch immer mehr Frauen betroffen.

Bei der koronaren Herzkrankheit benötigt das Herz für die eigene Muskeldurchblutung mehr Sauerstoff, als es über die Herzkranzgefäße erhält. Dabei steht die schlechte Sauerstoffversorgung in ursächlichem Zusammenhang mit arteriosklerotischen Ablagerungen, die die Herzkranzgefäßlichtung verengen. Diese Gefäßverengungen begünstigen wiederum Wirbelbildungen im Blutstrom und damit die Entstehung von gefäßverschließenden Blutgerinnseln. Unbehandelt sind diese Verengungen die Ursache für Herzinfarkt, Herzrhythmusstörungen und Herzinsuffizienz.

Zur Vorbeugung sind absolute Nikotinabstinenz, die Vermeidung von Übergewicht, Bluthochdruck und Stoffwechselstörungen sowie regelmäßige körperliche Betätigung anzuraten.

Wissenschaftliche Studien über die Behandlung der koronaren Herzkrankheit mit Magnetfeldtherapie beweisen, dass eine Kombinationstherapie mit den bekannten Medikamenten sowohl bei der Prävention als auch in der Rehabilitation zu guten Ergebnissen führt.

Erfolgsquote: In 65–70 % der Fälle gute bis sehr gute Besserung. Die Wirkung und der richtige Einsatz der Magnetfeldtherapie werden unter dem Stichwort »Herzinfarkt« (S. 105 f.) erläutert.

Hypertonie und Hypotonie (Blutdruckprobleme)

Vom hohen Blutdruck spricht man, wenn der systolische (obere) Wert 160 bzw. der diastolische (untere) Wert 90 mm Hg übersteigt. Von einem niedrigen Blutdruck spricht man, wenn der systolische Wert bei der Frau unter 100 und beim Mann unter 110 liegt. Diese von der WHO (Weltgesundheitsorganisation) festgelegten Werte sind standardisiert. Der normale Blutdruck eines Erwachsenen liegt (abhängig vom Lebensalter) in etwa bei 120/80.

Etwa 15–20 % der Bevölkerung leidet an **Bluthochdruck (Hypertonie)**. Es wird angenommen, dass dabei erbliche Veranlagungen eine große Rolle spielen, außerdem wird die Hypertonie durch Übergewicht, zu hohen Kochsalzverbrauch, übermäßigen Alkoholkonsum, Bewegungsmangel, Stress und Nikotin gefördert.

Bei der Hypertonie sind äußerlich keine Symptome sichtbar (man spricht auch oft von der »stillen Krankheit«). Umso gravierender kann sich ein erhöhter Blutdruck im Inneren des Körpers auswirken: So ist er an der Schädigung der Arterien und Gefäßwände ursächlich beteiligt und daher mitverantwortlich an der Entstehung der Arteriosklerose; dabei sind Blutgefäße im Gehirn, im Herzen und in den Nieren besonders oft betroffen. Die Mangeldurchblutung, die durch die Gefäßeinengung entsteht, kann einen Gehirnschlag (Apoplexie) oder einen Herzinfarkt vorbereiten.

Durch eine Änderung der Lebensführung lassen sich leichte Fälle von Hypertonie (bis zu 140/100) günstig beeinflussen. Bei schweren Fällen sollte man Medikamente in Betracht ziehen. Eine Diät zum Abbau von Übergewicht und das Vermeiden von mehr als fünf Gramm Kochsalz täglich sind besonders zu beachten. Insbesondere kaliumreiche Kost (Früchte, grünes Gemüse, Kartoffeln) wirkt blutdrucksenkend.

Die **Hypotonie, der Blutunterdruck**, äußert sich bei den Betroffenen durch Müdigkeit beim Aufwachen, Schwindel beim Aufstehen und eine lange Anlaufzeit. Die Hypotonie wird selten mit Medikamenten behandelt. Körperliche Bewegung (Gymnastik, Schwimmen usw.) und eine erhöhte Flüssigkeitsaufnahme (auch koffeinhaltige Getränke) sind einfache Mittel, um dem Blutunterdruck entgegenzuwirken.

Die Wirkung der Magnetfeldtherapie bei Blutdruckproblemen kann folgendermaßen beschrieben werden: gefäßerweiternd (Verringerung des Widerstands und damit Senkung des diastolischen Blutdruckwerts), regulierend auf das vegetative Nervensystem, direkte Wirkung auf die Druckrezeptoren im Bereich des Carotisinus. Wissenschaftliche Studien über die Behandlung von Blutdruckproblemen mit Magnetfeldtherapie haben durchschnittlich ein Absinken des Bluthochdrucks und ein Anheben des Blutniederdrucks gezeigt. Außerdem beobachtete man bei beiden Gruppen u.a. eine Verbesserung der körperlichen Belastbarkeit, des Allgemeinzustandes und der Konzentration.

Andere Untersuchungen dokumentieren bei Patienten mit erhöhtem Blutdruck, die sich einer Magnetfeldtherapie unterzogen haben, eine deutliche Verbesserung von Symptomen wie Kopfschmerzen, Brustschmerzen, Taubheit der Extremitäten usw.

● Richtiger Einsatz der Magnetfeldtherapie bei Blutdruckproblemen

Ganzkörpermatte: 2- bis 3-mal täglich je 8 Minuten: morgens und mittags niedrige Intensität, abends minimale Intensität.

Lokaler Applikator: 2-mal täglich je 16 Minuten bei niedriger Intensität im Nackenbereich (bis zum Haaransatz).

Unterstützende Therapieformen: Gewichtsreduktion, kochsalzarme Diät, Biofeedback, Qi Gong, bei Bluthochdruck: Vitamine und Mineralstoffe (Vitamin C, B-Vitamine, Vitamin E, Kalzium, Magnesium, Selen), essenzielle Fettsäuren (Lachsöl, Leinsamenöl, Nachtkerzenöl, Boretschöl, Schwarzkümmelöl), Phytotherapeutika (Weißdorn, Traubenkernextrakt).

Anwendungshinweise: Viel trinken! Bei niedrigem Blutdruck: Beine hochlagern (um Absacken des Blutes zu verhindern und Rücktransport zum Herzen zu fördern), Keilkissen am Fußende unter die Therapiematte legen.

Dauer der Behandlung: Der langfristige Behandlungserfolg hängt eng mit der Gewichtsreduktion bei übergewichtigen Patienten zusammen. Verordnete Blutdruckmedikamente müssen auf jeden Fall weiterhin eingenommen werden.

Hinweise zur Erstreaktion: Am Beginn der Behandlung kann es besonders bei niedrigem Blutdruck zu Schwankungen kommen, die im Verlauf der Therapie verschwinden.

Erfolgsquote: In 70 % der Fälle kann eine gute bis sehr gute Besserung verzeichnet werden.

Ein Fall aus der Praxis

Herr E., 29 Jahre, leidet an hohem Blutdruck, nervöser Unruhe, Schlafstörungen und Kreislaufproblemen. Er berichtet über seine Erfahrungen mit der Magnetfeldtherapie: »Ich verspürte bereits bei der ersten Anwendung ein angenehmes Wärmegefühl und eine Entspannung, meine Kopfschmerzen waren weg. Ich fühle mich ausgeglichener und ruhiger. Meine Schlafstörungen, Kreislaufprobleme, der hohe Blutdruck haben sich normalisiert. Die Verspannungen im Nacken-Schulterbereich sind verschwunden, ebenso meine Gliederschmerzen.«

Inkontinenz

Unter Inkontinenz versteht man das Unvermögen, den Harn willkürlich in der Blase zurückzuhalten. Der permanente Harndrang und die Geruchsbelästigung haben erhebliche Auswirkungen auf die persönliche Lebensqualität der Betroffenen, die sich nicht selten von ihrer Umgebung ganz zurückziehen.

Man unterscheidet verschiedene Formen von Inkontinenz: Die Dranginkontinenz betrifft hauptsächlich ältere Menschen. Bei der Stressinkontinenz gehen bei Erhöhung des Bauchdrucks (Lachen, Niesen, Heben von Lasten) kleine Urinmengen ab. Von der Überlaufinkontinenz sind meist Männer mit tröpfelndem Urinabgang (Nachtröpfeln) betroffen. Die funktionelle Inkontinenz kommt bei körperlich oder geistig Behinderten vor, wobei die Blase in unangemessenen Situationen entleert wird. Von neurogener Inkontinenz spricht man in Fällen von Querschnittslähmung, Neuropathie (diabetisch) oder Schädel-Hirn-Trauma.

Die Wirkung und der richtige Einsatz der Magnetfeldtherapie werden unter dem Stichwort »Reizblase« (S. 134 f.) erläutert.

Ein Fall aus der Praxis

Frau G., 40 Jahre, konnte nach der Schwangerschaft den Harn nicht halten, und dieser Zustand würde – laut Auskunft ihrer Frauenärztin – bis zu einem Jahr anhalten. Seit Jahren hatte Frau G. zudem Schlafprobleme. Zwei Wochen nach der Geburt ihres Kindes begann Frau G. mit der Magnetfeldtherapie: Von Beginn an bemerkte sie eine Besserung und nach etwa drei Monaten war ihr Blasenproblem behoben. Die Schlafprobleme sind ebenfalls verschwunden.

Knochenbruch (Fraktur)

Es gibt über 100 verschiedene Arten von Knochenbrüchen. Charakteristisch für jeden Knochenbruch sind Schmerzen, Schwellungen, Kraftverlust, abnormale Bewegungsmöglichkeiten und ein reibendes Geräusch der Knochenteile.

Ein gebrochener Knochen wird eingerichtet und fixiert, und damit die Heilung rascher erfolgen kann, wird in bestimmten Fällen der Knochen genagelt, geschraubt, mit Platten fixiert und verdrahtet sowie zusätzlich mit Knochenzement und künstlichen Spänen stabilisiert.

In der Folge setzt der Prozess der Frakturheilung ein, indem ein so genannter Kallus, ein Ersatzgewebe, gebildet wird. Das Knochengewebe wird fortlaufend neu gebildet, abgebaut und wieder hergestellt, wobei die Geschwindigkeit dabei so groß ist, dass bei einem komplizierten Bruch die beiden Teile mit einem raschen Eingriff in ihre ursprüngliche Lage gebracht werden müssen, um keine Verformungen zu riskieren.

Nicht immer verläuft die Heilung nach einem Knochenbruch problemlos: Komplikationen können in Form von Infektionen, Beschädigungen von Nerven und Blutgefäßen oder einer Verletzung von inneren Organen auftreten. Die Osteomyelitis (bakterielle Knochenentzündung) zählt zu den gefürchtetsten Komplikationen bei Knochenbrüchen.

Knochenbrüche und Knochenwachstum sind bei weitem das besterforschte Gebiet der Magnetfeldtherapie, und es liegen mittlerweile Hunderte von klinischen Studien zu diesem Thema vor. Diese Untersuchungen kommen beinahe durchweg zu einem gemeinsamen Ergebnis: Patienten, die nach einer Fraktur mit Magnetfeldtherapie behandelt wurden, weisen unter Röntgenkontrolle und Vermessung der Kallusdichte eine statistisch signifikante Verbesserung der Knochenheilung auf. Somit stellt die Magnetfeldtherapie besonders in der unterstützenden Behandlung von schlecht heilenden Knochenbrüchen eine wirksame Alternative dar.

Die Magnetfeldtherapie fördert nach einem Knochenbruch also die Kallus-(Knochen)neubildung, beeinflusst darüber hinaus das Nebenschilddrüsenhormon PTH und hemmt damit die Kalziumausscheidung aus dem Knochen. Magnetfelder können einen Gips problemlos durchdringen und auch bei Brüchen mit Nägeln und Draht ohne Bedenken eingesetzt werden. Piezoelektrische Effekte spielen dabei eine tragende Rolle. Im Falle der Osteomyelitis wirkt die Magnetfeldtherapie in erster Linie entzündungshemmend.

● Richtiger Einsatz der Magnetfeldtherapie beim Knochenbruch

Lokaler Applikator: 3- bis 5-mal täglich je 24 Minuten mit hoher Intensität am Ort des Bruches.

Unterstützende Therapieformen: Enzyme, Heilkräuter (Ackerschachtelhalmextrakt).

Dauer der Behandlung: Nach spätestens acht Wochen sollte ein Kallus am Röntgenbild erkennbar sein. Bei schlecht heilenden Knochenbrüchen kann die Therapiezeit durchaus sechs bis neun Monate dauern (Pseudoarthrosen).

Erstreaktionen sind in diesem Fall nicht zu erwarten.

Erfolgsquote: In 90 % der Fälle ist ein sehr guter Erfolg zu verzeichnen.

Ein Fall aus der Praxis

Herr O., 26 Jahre, Sportstudent, Fußball-Halbprofi und Skilehrer erlitt am 5.12.1998 nach einem Zusammenstoß eine Schienbeinfraktur am rechten Bein. Operation am 5.12. mit Titan-Unterschenkelmark-Verriegelungsnagel (2 Schrauben proximal und 2 Schrauben distal). 10 Tage später erfolgte die Entlassung aus dem Krankenhaus. Herr O. musste 4 Wochen auf Krücken gehen. Ab dem 11. Tag nach der Operation wurde mit Magnetfeldtherapie begonnen. Der Effekt war ein rascher Rückgang der Schwellung, nach einer Woche war Herr O. schmerzfrei. Nach acht Wochen konnte er bereits vorsichtig Ski fahren (mit Einbeinbelastung). Dieser Therapieerfolg gilt als klinische Sensation.

Kopfschmerzen (Zephalgie)

Man unterscheidet mehr als 170 Formen von Zephalgie, aber der weitaus überwiegende Teil der Betroffenen leidet an Migräne oder an einem Spannungskopfschmerz.

Spannungskopfschmerz

Der Spannungskopfschmerz ist die häufigste Ursache für die Zephalgie und ein Sammelbegriff für alle chronischen Kopfschmerzen. Die Ursache kann rein psychischer Natur sein (z.B. lang anhaltende Stress-Situationen) oder auf Muskelverspannungen im Nacken oder an der Wirbelsäule zurückzuführen sein (z.B. nach langem Sitzen am Computer). Spannungskopfschmerzen strahlen meist vom Nacken über den Kopf zur Stirn hin aus. Da die Betroffenen häufig zu Schmerztabletten greifen, die allerdings nur kurzzeitig helfen und ihrerseits wieder Kopfschmerzen hervorrufen können, besteht hier die Gefahr der Abhängigkeit. Der Patient benötigt dann immer stärkere Medikamente in immer höherer Dosierung. Deshalb gilt gerade bei Spannungskopfschmerzen, dass Schmerzmittel keinesfalls längerfristig eingenommen werden sollten.

Migräne

Migräne äußert sich als heftiger, klopfender Schmerz auf einer Kopfseite. Übelkeit und Empfindlichkeit gegen Licht, Gerüche und Lärm sind ebenfalls typische Symptome für Migräne. Die Ursache für Migräneanfälle ist ein überaktives Gehirn, das die einströmenden Sinnesreize bis zu siebenmal schneller als normal verarbeitet. Durch die Überaktivierung kommt es zu einer heftigen Übersteuerung und Entzündung von Blutgefäßen im Gehirn, wobei Östrogen diesen Effekt noch verstärken kann. Der Grund, warum drei Viertel der Migränepatienten Frauen sind, wird daher im erhöhten Östrogenspiegel des weiblichen Organismus gesucht.

Die beste Art der Vorbeugung von Migräneanfällen liegt in der Vermeidung der auslösenden Faktoren. Dazu können Stress, Müdigkeit, Umweltbedingungen (Kälte, Hitze, Licht, Lärm) oder Diäten gehören, aber auch gewisse Lebensmittel (Schokolade, Zitrusfrüchte, Käse, Kaffee, Tee, Nüsse) und Alkohol (besonders Rotwein). Bei manchen Frauen löst die »Pille« Migräneanfälle aus.

Zahlreiche Studien belegen, dass die Magnetfeldtherapie (genauso wie die Akupunktur oder die Neuraltherapie) bei der Behandlung von Migräne sehr gute Erfolge aufweist. Da die Magnetfeldtherapie die positiven Effekte der Akupunktur addieren sowie die Wirkung von Medikamenten erhöhen kann, sollte sie als Intervallbehandlung unbedingt in Betracht gezogen werden.

Wissenschaftliche Untersuchungen beweisen darüber hinaus, dass die Magnetfeldtherapie für Migränepatienten auch in der prophylaktischen, also vorbeugenden Anwendung von Nutzen ist.

Die Magnetfeldtherapie wirkt bei Kopfschmerzen schmerzlindernd, muskelentspannend und durchblutungsfördernd. Allgemein wirkt sie regulierend auf das vegetative Nervensystem.

● **Richtiger Einsatz der Magnetfeldtherapie bei Kopfschmerzen**

Ganzkörpermatte: 2- bis 4-mal täglich je 8 Minuten bei niedriger Intensität.

Lokaler Applikator: 1- bis 2-mal täglich je 24 Minuten mit niedriger Intensität im Bereich der Nackenmuskulatur.

Lokaler Applikator bei Migräne: 1- bis 2-mal täglich je 24 Minuten bei niedriger bis hoher Intensität.

Unterstützende Therapieformen: Akupunktur, Neuraltherapie, Entspannungstechniken, Ayurveda, Biofeedback, Homöopathie, Chirotherapie, Kinesiologie, NLP, Phytotherapie, Osteopathie, TENS, Shiatsu, Physiotherapie.

Anwendungshinweise: Wichtig ist eine regelmäßige Atmung mit richtiger Technik!

Ein Fall aus der Praxis

Frau D. litt seit 25 Jahren an einer schrecklichen Migräne, die bis zu Sprechstörungen und Gesichtslähmungen ausartete. Oft lag sie (bis zu drei Tage) im verdunkelten Zimmer im Bett, musste erbrechen und fühlte sich elend. Sämtliche medizinischen Untersuchungen waren vergebens, die Ärzte ratlos. Nach einer Kernspintomographie entließ man Frau D. mit den Worten: »Damit müssen Sie leben.« Im Jahr 1997 begann Frau D. mit der Magnetfeldtherapie. Am dritten Tag der Anwendung bekam sie unerträgliche Kopfschmerzen, brach aber die Therapie nicht ab. Nach weiteren neun Tagen hatte sie ihre Migräne überwunden. Heute bemerkt sie nur noch bei Wetterumschwung oder Stress leichten Kopfdruck.

Dauer der Behandlung: Die Ursachen für Kopfschmerzen können vielfältig sein; jeder Mensch reagiert daher anders auf die Magnetfeldtherapie: Oft zeigt sich der Erfolg bereits nach einigen Behandlungen, manchmal dauert es Monate, bis sich eine Besserung einstellt.

Hinweise zur Erstreaktion: Bei 12 % kann eine Erstreaktion auftreten (daher: einschleichen!).

Erfolgsquote: In 70 % der Fälle gute bis sehr gute Besserung, bei Spannungskopfschmerz in 70–80 % der Fälle gute bis sehr gute Besserung.

Krampfadern (Varizen)

Die Neigung zu Krampfadern liegt oft in einer angeborenen Venenschwäche. Entsprechende Belastungen, z.B. Bewegungsmangel oder ein Stehberuf, auch langes Sitzen (besonders mit überkreuzten Beinen) kann die Venenwände zusätzlich erweitern. Sind die Venen schließlich so angeschwollen, dass die Venenklappen nicht mehr richtig dichten, entstehen Krampfadern, sichtbar als blaue Linien auf der Haut.

Solange die Varizen nicht entzündet sind, verursachen sie keine Schmerzen und keine Krämpfe. Mit viel Bewegung, speziellen Gymnastikübungen und kalten Abduschungen kann man in diesem Stadium ein Fortschreiten der Erkrankung aufhalten. Schmerzhaft und auch gefährlich werden Krampfadern jedoch dann, wenn sie Venenentzündungen, Unterschenkelgeschwüre oder Thrombosen verursachen. Bei der Venenentzündung schwillt das Bein schmerzhaft an, die Haut färbt sich bläulich und stülpt sich nach außen, die Beine fühlen sich müde an (besonders am Ende eines Tages) und die Haut juckt an den betroffenen Stellen. Manchmal schwellen die Knöchel an, und nachts entwickeln sich Krämpfe. Ein Venenleiden bedarf immer sofortiger ärztlicher Hilfe.

Krampfadern sind nicht nur ein kosmetisches Problem, sondern es besteht die Gefahr, dass ein Gerinnsel mit dem Blutstrom bis in die Lunge verschleppt wird. Dieser Verschluss einer Lungenarterie kann lebensbedrohlich sein.

Allgemein gilt für Venenprobleme: Nicht »SS« (stehen und sitzen) sondern »LL« (laufen und liegen) sind der Schlüssel für eine erfolgreiche Behandlung. Das Entlasten der Venen geschieht am besten, indem man die Beine über der Herzhöhe lagert.

Patienten mit Krampfadern sollen keinesfalls heiß baden, da Temperaturen über 28 °C zu einer weiteren Dehnung der Venen führen. Bei entzündeten Krampfadern lindern Salben mit Rosskastanienextrakt die lästigen Stauungsbeschwerden.

Die Magnetfeldtherapie mit ihrer regulierenden Wirkung (über das vegetative Nervensystem) sollte als unterstützende Therapie bei Krampfadern eingesetzt werden. Sie bewirkt zudem eine Stärkung des Bindegewebes der Venen sowie eine Verbesserung der Fließeigenschaften des Blutes. Bereits fixierte Krampfadern kann allerdings auch die Magnetfeldtherapie nicht zum Verschwinden bringen.

● Richtiger Einsatz der Magnetfeldtherapie bei Venenproblemen

Ganzkörpermatte: 3-mal täglich je 16 Minuten: morgens bei mittlerer Intensität (einschleichend), mittags bei niedriger Intensität, abends minimale Intensität.

Unterstützende Therapieformen: Enzyme, Stützstrümpfe, Phytotherapeutika (Eichenrinde, Traubenkernextrakt, Gotu Kola, Gingko biloba), Haifischknorpelextrakt, essenzielle Fettsäuren (Nachtkerzenöl, Boretschöl, Leinsamenöl, Lachsöl), Vitamin C, Vitamin E.

Anwendungshinweise: Empfehlenswert ist eine Hochlagerung der Beine (Keilkissen am Fußende der Matte).

Erstreaktionen sind in diesem Fall nicht zu erwarten.

Erfolgsquote: In 65–75 % der Fälle kann eine gute bis sehr gute Besserung erzielt werden.

Herr S., 58 Jahre, leidet an Durchblutungstörungen in den Oberschenkeln und an Laufbeschwerden. Auch im Ruhezustand klagt er über starke Schmerzen in den Beinen. Die Krampfadern beim Knie (außen) sind 5 cm stark, daumendick und sehr schmerzhaft. Dazu kommt ein (auch nachts) sehr schmerzhaftes Lendenwirbelsäulen-Syndrom.

Herr S. berichtet über seine Erfahrung mit der Magnetfeldtherapie: »Die Oberschenkel sind wesentlich besser durchblutet, die Krampfadern auf ca. 50 % der Stärke zurückgegangen, bei ca. 80 % trat eine Schmerzreduzierung ein. Sie sind weich geworden, und die Berührung schmerzt nicht mehr, auch nicht bei Druck. Ich habe keine Laufbeschwerden mehr.«

Krebs, Tumor

In den letzten Jahren haben sich immer neue Horizonte eröffnet, wo die Magnetfeldtherapie nutzbringend eingesetzt werden kann. Zahlreiche Studien aus jüngster Zeit beweisen nun, dass auch bei verschiedenen bösartigen Tumorerkrankungen die begleitende Anwendung von pulsierenden Magnetfeldern sinnvoll ist. Untersuchungen sprechen davon, dass die Magnetfeldtherapie insbesondere bei der Behandlung von Knochentumoren (Osteosarkomen), bei Leukämien, bei Gehirntumoren und Lymphomen gute Erfolge zeigt.

Im Normalfall kann das menschliche Immunsystem abnorme Veränderungen an Zellen erkennen und eliminieren. Krebszellen sind jedoch in der Lage, sich unkontrolliert zu vermehren und gesundes Gewebe zu befallen.

Die genaue Wirkungsweise der Magnetfeldtherapie bei bösartigen Tumoren ist noch nicht geklärt, man nimmt aber an, dass das Magnetfeld den Krebs nicht direkt beeinflusst, sondern vor allem das Immunsystem stärkt. Dadurch kann der Körper seine Abwehr gegen die Krebszellen verstärken. Darüber hinaus wirkt die Magnetfeldtherapie bei

Tumoren schwellungsmindernd und schmerzstillend (lindernde, »palliative« Therapie) und verbessert nachweislich die Wirksamkeit der Medikamente, die bei der Chemotherapie zum Einsatz kommen: Aus einer klinischen Studie, die sich mit den Genesungsfortschritten bei Brustkrebspatientinnen befasst, geht hervor, dass die Dosis der verabreichten Chemotherapeutika nach der Behandlung mit Magnetfeldtherapie beträchtlich reduziert werden konnte.

Auch verhindert die Magnetfeldtherapie, dass Tumorzellen mit der Zeit gegenüber Wirkstoffen der Chemotherapie resistent werden, indem sie den betreffenden Zellmechanismus stört.

Die Magnetfeldtherapie kann vor und nach Krebsoperationen unterstützend eingesetzt werden, wobei sie insbesondere in der nachoperativen (Erholungs-)Phase für den Patienten häufig eine spürbare Erleichterung bedeutet.

● Richtiger Einsatz der Magnetfeldtherapie bei Tumorerkrankungen

Ganzkörpermatte: 3- bis 4-mal täglich je 8 Minuten mit niedriger Intensität.

Unterstützende Therapieformen: Thymusextrakte, kognitive Therapie, Vitamine und Spurenelemente (Vitamin B_{12}, Folsäure, Mangan), essenzielle Fettsäuren (Lachsöl, Leinsamenöl), Haifischknorpelextrakt, organisches Germanium, Homöopathika; Antioxidanzien zum Zellschutz (u.a. Co-Enzym Q10, Vitamin C, Vitamin E, Zink, Selen, Alpha-Liponsäure, Traubenkernextrakt).

Anwendungshinweise: Krebs kann nur von innen heraus besiegt werden. Die Magnetfeldtherapie ist bei Tumorerkrankungen kein Wundermittel, aber sie kann eine Hilfe sein, um die Selbstheilungskräfte anzuregen!

Dauer der Behandlung: Die besten Ergebnisse erzielt man nach 4–5 Monaten.

Erstreaktionen sind in diesem Fall nicht zu erwarten.

Fälle aus der Praxis

Bei einem 53-jährigen Patienten mit Nierenzellkarzinom wurde ein 10 cm großer Tumor operativ entfernt. Ein Jahr später wurden Knochenmetastasen im Becken festgestellt; es erfolgte eine Bestrahlung. Einige Monate später stellten die Ärzte multiple Lungenmetastasen fest, und der Allgemeinzustand des Patienten verschlechterte sich dramatisch: Er lag nur noch im Bett und nahm in wenigen Wochen 8 kg ab, da er unter permanenter Übelkeit litt. Die Magnetfeldtherapie zeigte hier erstaunliche Wirkung: Der Patient erholte sich rasch, konnte wieder essen, nahm 5 kg zu und fuhr wenig später am Wochenende mit seiner Frau 80 km (!!) Rad. Heute ist er beschwerdefrei.

Frau G., 38 Jahre, konnte ein tennisballgroßer Gehirntumor komplikationslos entfernt werden. Doch die folgende Strahlentherapie löste bei ihr starke Schwächezustände und Übelkeit aus. Auch nach der Beendigung der Photonenbestrahlung fühlte sie sich so matt, dass sie sich nur etwa eine Stunde, z.B. aufs Lesen, konzentrieren konnte. Bereits nach einer Woche Magnetfeldtherapie konnte sie ohne Anstrengung bis zu vier Stunden einer Beschäftigung nachgehen, lesen, schreiben oder telefonieren. Obwohl während dieser Zeitspanne keine anderen Therapien angewendet wurden, besserten sich ihre Müdigkeit und Schwäche zusehends.

Meniskusverletzung

Im Kniegelenk, aber auch im Schulterblatt- und Schlüsselbeingelenk sind Gelenkzwischenscheiben lokalisiert, die eine Stoßdämpferfunktion besitzen.

Werden diese Stoßdämpfer abgenützt oder chronisch überlastet (z.B. durch Übergewicht), hat dies Schmerzen, Bewegungseinschränkungen und Gelenkblockaden zur Folge.

Die derzeitige schulmedizinische Therapie ist eine operative (Teil-)Entfernung der betreffenden Menisken. Speziell nach Meniskusoperationen stellen Magnetfelder durch ihre schmerzlindernde, durchblutungsfördernde und muskelentspannende Wirkung eine sinnvolle Therapieunterstützung dar.

● **Richtiger Einsatz der Magnetfeldtherapie**

Lokaler Applikator: 3- bis 4-mal täglich je 16–24 Minuten, maximale Intensität.

Ein Fall aus der Praxis

Frau K., 57 Jahre, war im Alter von 30 Jahren am linken Knie operiert worden (Meniskus).

Im Lauf der Jahre wurden die Schmerzen immer unerträglicher; durch Wassereinlagerung war das Knie stark angeschwollen. Das Gehen gestaltete sich immer mühsamer, und durch das ständige Hinken wurde auch die Hüfte in Mitleidenschaft gezogen. Zahlreiche Therapieversuche (z.B. Akupunktur) blieben erfolglos. Mit 55 Jahren war Frau K. schließlich arbeitsunfähig. Sie konnte nicht mehr Auto fahren, da ein Abwinkeln des Beines mittlerweile unmöglich war. Frau K. erwog nun die Implantation eines künstlichen Knies und einer künstlichen Hüfte, begann zuvor aber mit Magnetfeldtherapie.

Innerhalb von zwei Wochen war das Wasser aus dem Knie verschwunden, und sie konnte das Gelenk wieder bewegen. Nach vier Wochen waren auch die Schmerzen in der Hüfte abgeklungen und sind bis heute nicht mehr wiedergekommen.

Menstruationsbeschwerden

Menstruationsbeschwerden können in sehr unterschiedlichen Formen auftreten. Die häufigsten sind:

Amenorrhö (Ausbleiben der Menstruation)

Für das Ausbleiben der Menstruation kommen, wenn keine Schwangerschaft vorliegt, folgende Ursachen in Betracht: Mängel der Geschlechtsorgane, Verwachsungen der Gebärmutter, bösartige Geschwülste mit schweren Entzündungen, Tuberkulose, Störungen der Blutbildung, hormonelle Störungen, Folgen einer Chemotherapie oder auch seelische Belastungen. Jedenfalls ist hier eine ärztliche Abklärung der Ursache anzuraten.

Dysmenorrhö (Regelschmerzen)

Regelschmerzen der Frau können unter anderem auf chronische Adnexitis (Eileiterentzündung) oder Endometriose zurückzuführen sein. Generell sind Regelschmerzen besonders gut mit dem Magnetfeld zu behandeln (Erfolgsquote 90–95 %). Wissenschaftliche Studien bestätigen diese Erfolge.

Endometritis

Hier verursachen Zysten und Schwellungen starke Schmerzen, insbesondere während der Periode oder zur Zeit des Eisprungs. Bleibt die Endometriose unbehandelt und werden die Eileiter blockiert, kann das zur Unfruchtbarkeit führen.

Hypermenorrhö (zu starke Menstruationsblutung)

Hierbei handelt es sich meist um eine Hormonfehlproduktion, die nicht selten zu einem massiven Blutverlust führt. Bei einer lang andauernden Blutung sollte sofort ein Gynäkologe aufgesucht werden. Darüber hinaus sind kalte Umschläge, Eisbeutel, kalte Getränke und kalte Fußbäder empfehlenswert. (Wärme verstärkt die Blutung!)

Unregelmäßige Blutungen

Treten die Blutungen unregelmäßig auf, kann dies ein Anzeichen für verschiedene Unterleibserkrankungen sein (z.B. Entzündungen, Geschwülste, Polypen, falsche Einnistung eines befruchteten Eis, sekretorische Störungen). Eine ärztliche Abklärung ist auch hier anzuraten.

Die Magnetfeldtherapie wirkt bei Menstruationsstörungen beruhigend über das vegetative Nervensystem, zudem krampflösend und schmerz-stillend.

● **Richtiger Einsatz der Magnetfeldtherapie bei Menstruationsstörungen**

Ganzkörpermatte: 3-mal täglich je 16 Minuten: zu Beginn jeweils mit niedriger Intensität, später morgens mit mittlerer Intensität.

Lokaler Applikator: 1- bis 2-mal täglich je 16 Minuten mit mittlerer Intensität: je 8 Minuten im Kreuzbereich und am Schambein.

Unterstützende Therapieformen: Phytotherapeutika (Nachtkerzenöl, Baldrian, Damiana, Chinesische Engelwurz, Kamille, Traubensilberkerze, Frauenmanteltee, Schafgarbentee).

Anwendungshinweise: Viel trinken! Bei der Behandlung sollen die Beine angewinkelt sein.

Dauer der Behandlung: Die Behandlung sollte eine Woche vor dem erwarteten Menstruationstermin beginnen und bis eine Woche nach dem Eintreten der Regelblutung andauern. Die Magnetfeldtherapie kann auch durchgehend angewendet werden.

Ein Fall aus der Praxis

Frau S., 49 Jahre, leidet seit 35 Jahren an Menstruationsbeschwerden vor Beginn der Regel: Ziehen in den Oberschenkeln, aufgeblähter Bauch, Durchfall bei Einsetzen der Blutung, starke Krämpfe, dunkle, klumpige, oft starke Blutung, die oft bis zu einer Woche dauert. Nach einem Monat Magnetfeldtherapie sind die Beschwerden verschwunden, die Regel kommt pünktlich und gleichmäßig. Zudem fühlt sich Frau S. ausgeglichen und vital, und Stress ist für sie besser verkraftbar als früher.

Hinweise zur Erstreaktion: Bei 1–2 % der Frauen kann die erste Menstruation heftiger ausfallen als gewohnt – diese Reaktion kann durch Einschleichen weitgehend vermieden werden.

Erfolgsquote: In 80–90 % der Fälle ist eine gute bis sehr gute Linderung der Beschwerden zu verzeichnen.

Multiple Sklerose (MS)

Bei der MS handelt es sich um eine chronische Erkrankung des Zentralnervensystems. Die Erkrankung beginnt zwischen dem 20. und 40. Lebensjahr, wobei Frauen ungefähr doppelt so oft betroffen sind wie Männer. Ungefähr 80 % dieser Erkrankungen verlaufen schubartig, nur 20 % chronisch progredient, d.h. stetig zunehmend. Die Ursachen der MS sind bis heute nicht bekannt.

Häufig treten zunächst nur lokale Symptome auf, wie z.B. eine Entzündung des Sehnervs mit einem Ausfall, der sich wieder bessert, abgegrenzte Empfindungsstörungen oder Beinschwächen. Im Laufe der Krankheit können neben psychischen Symptomen auch (spastische) Lähmungen hinzukommen, daneben Empfindungs- und Gleichgewichtsstörungen, Augenmuskelstörungen sowie Blasen- und Darmentleerungsstörungen.

Die Wirkung der Magnetfeldtherapie bei MS ist vor allem unterstützend, entzündungshemmend und nervenregenerierend. Besonders bedeutsam ist ihre Wirkung in der Rehabilitation und bei der Behandlung im schubfreien Intervall. In klinischen Studien hat die Anwendung der Magnetfeldtherapie zu deutlichen Verbesserungen in verschiedenen Bereichen, wie z.B. Schlaf, Blasenfunktion, Bewegung, Sprache und Gemütszustand, geführt.

● Richtiger Einsatz der Magnetfeldtherapie bei MS

Ganzkörpermatte: 3-mal täglich je 8–16 Minuten: morgens bei mittlerer Intensität (einschleichend), mittags und abends bei niedriger Intensität.

Lokaler Applikator (bei Spastik): 2-mal täglich 16–24 Minuten bei mittlerer Intensität, örtlich.

Unterstützende Therapieformen: Bewegungs- und Physiotherapie, Phythotherapie (Nachtkerzenöl), Pankreatin.

Anwendungshinweise: Man sollte bei MS-Patienten keine falschen oder übertriebenen Hoffnungen wecken, sondern die realistischen Möglichkeiten dieser unterstützenden Therapiemaßnahme aufzeigen.

Hinweise zur Erstreaktion: In 3–4 % der Fälle tritt ein Unbehagen auf, das nach ein paar Wochen wieder verschwindet. Schübe können bei einer richtigen Anwendung nicht ausgelöst werden.

Erfolgsquote: In 70 % der Fälle ist eine gute bis sehr gute Besserung zu verzeichnen.

Ein Fall aus der Praxis

Herr G., 36 Jahre, hatte MS mit starker Einschränkung der unteren Extremitäten und saß phasenweise im Rollstuhl. Er litt an Harn-Inkontinenz, hatte ständiges Schlafbedürfnis und war geistig überhaupt nicht mehr aktiv. Nach einer Woche Magnetfeldtherapie verschlechterte sich der Zustand des Patienten zunächst. Zwei Wochen später trat jedoch eine allgemeine Besserung ein. Nach fünfmonatiger Anwendung ist er (bei guter Verfassung) bereits in der Lage Kurzstrecken ohne Gehhilfe zu bewältigen. Er fühlt sich geistig viel reger, das Schlafbedürfnis hat sich auf ein Normalmaß von 8–10 Stunden reduziert.

Neurodermitis

Die Neurodermitis ist eine chronisch wiederkehrende, entzündliche Hauterkrankung, die meist in den ersten zwei Lebensjahren, vor allem aber nach dem dritten Lebensmonat, auftritt und sich im Allgemeinen in der Pubertät bessert. Bei Kindern sind hauptsächlich die Ellbogenbeuge und die Kniekehle betroffen, beim Erwachsenen häufig das Gesicht, der

Hals, der obere Rumpfbereich und die Handrücken. Zumeist bringt die Krankheit einen sehr starken Juckreiz mit sich. Bis heute kennt man die eindeutige Ursache für Neurodermitis nicht, aber psychische Belastungen sind oft der Auslöser für einen Krankheitsschub.

Bei Neurodermitis finden verschiedene Behandlungsformen ihren Einsatz: UV-Bestrahlungen, Pflege mit Ölbädern sowie nicht zu fetten Emulsionen, eine individuell zusammengestellte Diät und viel Sonne (Hochgebirge). Wissenschaftliche Studien belegen, dass der Einsatz der Magnetfeldtherapie auf diesem Gebiet von erstaunlichen Erfolgen begleitet ist: Die Neurodermitis heilt zwar nicht ab, aber die Symptome können deutlich gelindert werden. Die Wirkung und der richtige Einsatz der Magnetfeldtherapie werden unter dem Stichwort »Akne« (S. 70 f.) erläutert.

Erfolgsquote: In 60–70 % der Fälle gute bis sehr gute unterstützende Wirkung.

Ein Fall aus der Praxis

Das 4-jährige Mädchen K. leidet seit seinem ersten Lebensjahr an stark ausgeprägter Neurodermitis, die sich auf den ganzen Körper ausgebreitet hat. Das Kind schreit oft die ganze Nacht und kratzt sich wund. Fettbäder und Lebertransalbe bringen keine Linderung. Nur häufige kühle Duschen können den Juckreiz etwas mildern. Gegen den anfänglichen Widerstand der Mutter wird nun doch Kortison eingesetzt. Es tritt eine vorübergehende Besserung ein, doch gleichzeitig kommt es zu diversen Nebenwirkungen: Durch das aufschwemmende Kortison wirkt das Kind fettleibig und leidet unter Übelkeit und Appetitlosigkeit.

Bereits nach zwei Wochen Magnetfeldtherapie schläft die kleine Patientin die ganze Nacht durch und bekommt wieder Appetit. Die Kortisongaben werden abgebrochen. Nach zwei Monaten nehmen die Hautveränderungen weiter ab. Das Kind fühlt sich nun so wohl, dass es wieder den Kindergarten besuchen kann. Nach sechs Monaten sind die Rötungen praktisch verschwunden.

Ohrensausen – Tinnitus

Typisch für den Tinnitus ist ein quälendes Sausen in den Ohren, das dauernd, periodisch oder auch spontan auftritt und die Lebensqualität der Betroffenen enorm einschränken kann.

Die genaue Ursache für Tinnitus ist bisher unbekannt, möglicherweise spielen jedoch Durchblutungsstörungen eine Rolle. Es gibt zudem keine Therapie gegen Tinnitus, die dauerhaften Erfolg bringen kann.

Die Magnetfeldtherapie wirkt bei Ohrensausen unterstützend, durchblutungsfördernd und muskelentspannend. Sie stimuliert die Nervenzellen im Innenohr und wirkt auf das vegetative Nervensystem.

● **Richtiger Einsatz der Magnetfeldtherapie bei Ohrensausen**

Ganzkörpermatte: 2-mal täglich je 8 Minuten bei niedriger Intensität.

Lokaler Applikator im Nacken: 1-mal täglich 8 Minuten bei niedriger Intensität, Am »Tor des Ohres«, d.h. in der Hautgrube am Ansatz der Ohrmuschel: 2- bis 3-mal täglich je 16 Minuten bei hoher Intensität (einschleichen, beginnend mit minimaler Intensität).

Unterstützende Therapieformen: Akupunktur, Entspannungsübungen, Massagen, Chirotherapie.

Hinweise zur Erstreaktion: In 1–3 % der Fälle kann es für einige Tage zu einer Intensivierung des Ohrenrauschens kommen (daher: einschleichen!).

Erfolgsquote: In 30–40 % der Fälle gute bis sehr gute Besserung.

Ein Fall aus der Praxis

Herr H., 58 Jahre, hört seit Jahren eine hohen Pfeifton links, seit mehreren Wochen kommt ein Brummton dazu. Nach sieben Sitzungen ist der tiefe Ton völlig verschwunden, der Pfeifton hat sich so sehr abgeschwächt, dass er als erträglich empfunden wird.

Einsatz der Magnetfeldtherapie nach Operationen

Nach Operationen kann die Magnetfeldtherapie die Wundheilung verbessern und die Regeneration fördern. Wissenschaftliche Studien zeigen, dass sich Patienten, die vor bzw. nach Operationen mit Magnetfeldern behandelt wurden, schneller erholen konnten.

Der Einsatz der Magnetfeldtherapie sollte allerdings nicht unmittelbar nach der Operation erfolgen, sondern erst nach einem bestimmten zeitlichen Intervall, abhängig von der Größe des chirurgischen Eingriffes. Allgemein wird empfohlen, ungefähr eine Woche mit Magnetfeldbehandlungen zu warten, wobei es natürlich auch davon abhängt, ob der Patient wieder in die häusliche Pflege entlassen wurde: Der ideale Zeitpunkt für einen Therapiebeginn deckt sich meist mit der Entlassung des Patienten aus dem Krankenhaus.

Durch die durchblutungsfördernde Wirkung der Magnetfeldtherapie wird die Sauerstoffversorgung verbessert und eine raschere Heilung der Operationswunde gewährleistet. Auch ist durch die Anregung der Bindegewebszellen eine bessere Narbenbildung zu erwarten.

● **Richtiger Einsatz der Magnetfeldtherapie nach bzw. vor Operationen**

Postoperativ: *Ganzkörpermatte:* 2-mal täglich je 8 Minuten bei niedriger Intensität.

Lokaler Applikator: 2-mal täglich 16 Minuten bei mittlerer Intensität (einschleichen!) direkt auf die Operationsnarbe.

Präoperativ: *Ganzkörpermatte:* 2-mal täglich je 8 Minuten: morgens bei mittlerer, abends bei niedriger Intensität.

Unterstützende Therapieformen: Zur Wundheilung: Haifischknorpelextrakt, Vitamine (E, B-Komplex), Phytotherapeutika (Aloe Vera, Nachtkerzenöl, Goto Kola). Zur Leberentgiftung nach der Narkose: Mariendistel.

Anwendungshinweise: Am besten sollte man einen Monat vor der Operation beginnen.

Erfolgsquote: Bei 80–90 % der Fälle gute bis sehr gute Besserung, Sicherstellung einer optimalen Wundheilung.

Osteoporose

Die Osteoporose (»poröse Knochen«) gehört zu den häufigsten Krankheiten unserer Zeit. Nach den mittleren Lebensjahren nimmt die Knochenmasse natürlicherweise bei beiden Geschlechtern ab. Frauen sind von der Osteoporose viel häufiger betroffen, weil der weibliche Organismus nach der Menopause das Sexualhormon Östrogen, welches den Mineralstoffhaushalt in den Knochen reguliert, nur mehr in geringen Mengen produziert. Bei fortgeschrittenem Krankheitsstadium werden die Knochen so zerbrechlich, dass es allein bei einer abrupten Bewegung zum Bruch des Knochens kommen kann – diese Art von Knochenbruch heilt darüber hinaus sehr schlecht.

Bei den osteoporotischen Knochenbrüchen handelt es sich meist um Wirbelkörpereinbrüche und Oberschenkelhalsfrakturen. Beim Bruch kommt es an der Bruchstelle zu starken Schmerzen, die über mehrere Wochen und Monate anhalten können.

Die beste Therapie gegen Osteoporose ist die Vorsorge. Bereits in jungen Jahren sollte auf eine gesunde Lebensweise mit viel Bewegung (Gymnastik, Wandern, Schwimmen, Rad fahren, Muskeldehnungen), Verzicht auf Nikotin und Koffein sowie eine mineralstoffreiche Ernährung geachtet werden. Eine zu hohe Proteinzufuhr und so genannte Kalziumräuber wie Alkohol, Fette und Phosphate (z.B. in Wurstwaren) sollten weitgehend vermieden werden.

Das Magnetfeld kann bei Osteoporose sowohl prophylaktisch als auch therapeutisch erfolgreich eingesetzt werden: In beiden Fällen wird dem Knochenverlust entgegengewirkt bzw. wird der Knochenmassenabbau gebremst. Dies wird auch durch wissenschaftliche Studien untermauert.

● **Richtiger Einsatz der Magnetfeldtherapie bei Osteoporose**

Ganzkörperbehandlung: 3-mal täglich je 8–16 Minuten: morgens und mittags bei mittlerer Intensität (einschleichend!), abends bei niedriger Intensität.

Lokaler Applikator: 1-mal täglich 24 Minuten bei mittlerer Intensität im Brust- und Lendenwirbelsäulenbereich.

Unterstützende Therapieformen: Homöopathika, Muskeltraining, Bewegungstherapie, Akupunktur, Neuraltherapie, Kalziumpräparate, Vitamin D, Haifischknorpelextrakte, Phytotherapie (Ackerschachtelhalm).

Anwendungshinweise: Wichtig ist eine bequeme Liegeposition! Bei schwerer Osteoporose, bei der das Liegen auf dem Rücken Schmerzen bereitet, eventuell Dosisanpassung.

Dauer der Behandlung: Die Behandlung dauert lange, obwohl Patienten nach durchschnittlich 4–6 Wochen eine Schmerzerleichterung erleben. Nachhaltige Erfolge stellen sich nach 1–1,5 Jahren ein. Es hat keinen Sinn, die Knochendichte vor zwei Zellzyklen zu messen – die Messung sollte also frühestens nach 9–12 Monaten durchgeführt werden. Auch wenn die Knochendichte nach einem Jahr nicht zugenommen hat, darf man nicht auf die Unwirksamkeit der Therapie schließen. Die Erfahrung hat gezeigt, dass das Fortschreiten der Erkrankung oft gehemmt oder sogar zum Stillstand gebracht werden konnte.

Ein Fall aus der Praxis

Frau M., 70 Jahre, leidet seit fünf Jahren an Osteoporose. Die Folgen sind starke Schmerzen, Wirbelbrüche und Bewegungseinschränkungen. Seit fünf Jahren wird Frau M. erfolglos mit Physiotherapie, Infusionen, Akupunktur und Massagen therapiert. Nach 12 Behandlungen mit der Magnetfeldtherapie ist die Patientin weitgehend schmerzfrei, sie kann wieder leichte Gartenarbeit und Tätigkeiten im Haushalt verrichten. Erstmals seit langer Zeit ist das Gehen ohne Stock wieder möglich.

Hinweise zur Erstreaktion: Bei Osteoporose-Fällen mit Schmerzen gibt es in ca. 15 % eine leichte Schmerzintensivierung, die allerdings innerhalb von 7–10 Tagen wieder verschwinden sollte; gegebenenfalls muss die Dosis angepasst werden.

Erfolgsquote: In 70 % der Fälle kann eine gute bis sehr gute Besserung verzeichnet werden.

Parkinson-Syndrom

Beim Parkinson-Syndrom kommt es zu Störungen der willkürlichen und unwillkürlichen Bewegungabläufe aufgrund eines Mangels des Gehirn-Botenstoffes Dopamin. Am häufigsten tritt die Krankheit zwischen dem 70. und 80. Lebensjahr auf, es kann aber auch wesentlich jüngere Menschen treffen. Drei Symptome sind charakteristisch für das Parkinson-Syndrom: Rigor (Muskelsteifheit), Tremor (feinschlägiges Zittern) und Akinese (Bewegungsunfähigkeit).

Diese Symptome schreiten allmählich fort; auch Schluckstörungen und Blasenbeschwerden können mit der Erkrankung einhergehen. Sehr oft spielen psychische Komponenten, z.B. Depressionen, eine Rolle. Die Lebensqualität der Betroffenen ist häufig stark eingeschränkt.

Die Magnetfeldtherapie kann zu einer deutlichen Verbesserung der Symptome von Parkinson-Patienten beitragen: Dies gilt sowohl für die Depression, als auch für die Symptome Rigor und Akinese, da das Magnetfeld durch Hyperpolarisation an der motorischen Endplatte ein Anheben der Reizschwelle bewirkt und damit der Tonus (die Muskelspannung) nachlässt.

Die beruhigende Wirkung der Magnetfeldtherapie kann die Bewegungssperre bzw. -armut und insbesondere das Zittern reduzieren (siehe auch: Alzheimer, S. 74 f.).

● **Richtiger Einsatz der Magnetfeldtherapie bei Parkinson**

Ganzkörpermatte: 3-mal täglich je 8 Minuten: morgens bei mittlerer Intensität, mittags und abends bei niedriger Intensität.

Lokaler Applikator: 1-mal täglich 8 Minuten bei mittlerer Intensität im Nackenbereich (einschleichend).

Hinweise zur Erstreaktion: Bei 1–3 % kann kurzfristig eine Verstärkung des Zitterns auftreten, das sich nach ein paar Wochen verringert (daher: einschleichen!).

Erfolgsquote: In 60–70 % der Fälle gute bis sehr gute Besserung.

Ein Fall aus der Praxis

Ein 64-jähriger Patient leidet seit sechs Jahren an Parkinson, wobei trotz aller Medikamente die Krankheit ständig fortschreitet und er sich kaum mehr fortbewegen kann. Besonders zu schaffen machen ihm das extreme Zittern an den Händen und eine sich verschlimmernde Depression. Nach einem dreiviertel Jahr Magnetfeldtherapie haben sich viele Dinge zum Besseren gewandt: Der Patient kann wieder selbstständig auf die Toilette gehen, auch das Zittern ist geringer geworden, sodass er wieder selbstständig essen und trinken kann. Auch die Depression ist zurzeit verschwunden.

Prostatahypertrophie

Jeder zweite bis dritte Mann ab dem 60. Lebensjahr leidet unter einer Vergrößerung der Prostata. Ist die Vergrößerung fortgeschritten, kann die Blase nicht mehr vollkommen entleert werden und das Harnlassen wird für den Betroffenen immer schmerzhafter, wobei die Gefahr vor allem in der Infizierung der Blase durch den Restharn liegt. Im Anfangsstadium können natürliche Mittel, z.B. Kürbiskerne, die Beschwerden mindern. Es ist wichtig, jede Unterkühlung (z.B. kalte Füße) zu vermeiden.

Die Magnetfeldtherapie wirkt bei Prostatahypertrophie insbesondere schmerzstillend, abschwellend und entzündungshemmend. Durch ihre entkrampfende Wirkung ist eine bessere Blasenentleerung möglich.

● **Richtiger Einsatz der Magnetfeldtherapie bei Prostatahypertrophie**

Ganzkörpermatte: 2-mal täglich je 8 Minuten: morgens bei mittlerer Intensität, abends bei niedriger Intensität.

Lokaler Applikator: 2-mal täglich je 16 Minuten bei hoher Intensität (am Schambein).

Unterstützende Therapieformen: Zink, Phytotherapie (Sägezahnpalme, Kürbiskerne).

Anwendungshinweise: Die Magnetfeldtherapie kann einen möglicherweise bestehenden Tumor in der Prostata, auch wenn er gutartig ist, nicht direkt beeinflussen.

Erstreaktionen sind in diesem Fall nicht zu erwarten.

Erfolgsquote: In 75 % der Fälle gute bis sehr gute Besserung.

Ein Fall aus der Praxis

Herr K., 71 Jahre, leidet an vergrößerter Prostata und Blasenblockade. Dazu kommen noch Schmerzen, besonders im rechten Knie und im Bereich der Lendenwirbelsäule. Der Erfolg nach einer Woche Magnetfeldtherapie: Erleichterung beim Wasserlassen, die Gelenk- und Kreuzschmerzen wurden auf ein Minimum verringert, das allgemeine Befinden hat sich verbessert.

Psoriasis

Bei Psoriasis (Schuppenflechte) handelt es sich um Webfehler in der Haut: Die Zellen der Haut bzw. Hautschuppen werden zu schnell gebildet. Psoriasis gilt als die häufigste Hauterkrankung überhaupt. Charakteristisch sind dabei rot gefärbte Hautstellen, die mit silbrigen Schuppen bedeckt und manchmal von einem unangenehmen Jucken begleitet sind.

Die Ursachen für die Schuppenflechte sind nicht bekannt, aber als Auslöser gelten Berufsstress, Wunden, hormonelle Veränderungen durch die Pille, Schwangerschaft oder Menopause, Alkohol, Drogen oder auch Sonnenlicht. Die Krankheit selbst ist ungefährlich, vor allem leiden die Betroffenen unter der optischen Beeinträchtigung. Die schulmedizinische Behandlung beschränkt sich in der Regel auf die Symptombekämpfung (z.B. ultraviolette Bestrahlung).

Die Magnetfeldtherapie weist in der Behandlung von Psoriasis sehr gute Erfolge auf, besonders in den Monaten April und Mai. Sie ist eine längerfristige Therapie. Die Wirkung und der richtige Einsatz der Magnetfeldtherapie werden unter dem Stichwort »Akne« (S. 70 f.) erläutert.

Erfolgsquote der Magnetfeldtherapie bei Psoriasis: In 60–70 % der Fälle gute bis sehr gute Besserung.

Ein Fall aus der Praxis

Eine 36-jährige Frau leidet seit 24 Jahren an schwerer Psoriasis vulgaris. Nach jahrelanger medikamentöser Therapie verweigerte sie aufgrund der Nebenwirkungen nun jede Medikamenteneinnahme, nur die Lichttherapie konnte ihr Erleichterung verschaffen. Nach sechs Monaten intensiver Behandlung mit Magnetfeldtherapie zeigte sich eine erste Besserungstendenz, nach acht Monaten haben sich die Hauterscheinungen weitgehend zurückgebildet. Sie verbringt den ersten Winter seit 24 Jahren fast beschwerdefrei.

Reizblase

Die Reizblase ist ein Leiden, das durch ein Ungleichgewicht im Bereich des vegetativen Nervensystems bedingt ist und besonders bei erhöhtem (emotionalem) Stress in Erscheinung tritt. Typische Symptome für eine Reizblase sind häufiger Harndrang und geringe Harnmengen beim Urinieren.

Das Bettnässen bei Kindern ist ebenfalls häufig auf eine Reizblase zurückzuführen. Betroffene sollten vor allem versuchen, Stress abzubauen.

Die Magnetfeldtherapie kann bei Störungen der Harnwege allgemein ausgleichend und krampflösend wirken, im Falle der Reizblase reguliert sie das vegetative Nervensystem und stärkt das Immunsystem.

● **Richtiger Einsatz der Magnetfeldtherapie bei Störungen der Harnwege**

Ganzkörpermatte: 3-mal täglich je 8 Minuten: morgens mittlere Intensität, mittags und abends niedrige Intensität.

Lokaler Applikator: 2-mal täglich je 16 Minuten mit hoher Intensität (einschleichend), jeweils 8 Minuten am Scham- und am Kreuzbein.

Unterstützende Therapieformen: Solidago, Akupunktur, Homöopathika, TCM, Phytotherapie (Bärentraube, Ackerschachtelhalm, Damiana, Gotu Kola, Königskerze, Orangewurzel, Preiselbeerkonzentrat, Silberweidenrinde, Wacholderbeeren, Petersilie, Johanniskraut).

Anwendungshinweise: Viel trinken! (mindestens 3 Liter Wasser pro Tag)

Erstreaktionen sind in diesem Fall nicht zu erwarten.

Erfolgsquote: In 70–75 % der Fälle gute bis sehr gute Besserung.

Ein Fall aus der Praxis

Herr M., 85 Jahre, leidet an Diabetes mellitus und Prostataproblemen (Probleme beim Wasserlassen). Als besonders störend empfindet er den ständigen Harndrang. Er geht durchschnittlich 7-mal pro Nacht auf die Toilette. Zusätzlich bereitet ihm die Verdauung Probleme. Der Erfolg nach zwei Wochen Magnetfeldtherapie: Herr M. schläft besser, er muss nur noch 3-mal pro Nacht zum WC, die Verdauung hat sich wesentlich verbessert. Nach fünf Monaten Magnetfeldtherapie muss er nachts nicht mehr aufstehen, zudem hat er stabile Zuckerwerte. Die Wundheilung, die davor problematisch war, hat sich enorm verbessert.

Reizdarm

Die Symptome für einen Reizdarm, verursacht durch eine intensive Muskelaktivität des Unterbauches, reichen von Durchfall, Verstopfung, Kopfschmerzen und Krämpfen bis hin zu leicht erhöhter Temperatur; manchmal ist Schleim und Blut im Stuhl. Man schätzt, dass 70 % aller Arztbesuche wegen Bauchschmerzen auf einen Reizdarm zurückzuführen sind, d.h. dass sich nach schulmedizinischer Auffassung kein organischer Befund ergibt. Die Ursache für den Reizdarm liegt nämlich nicht im Darm selbst, sondern – ähnlich wie bei der Reizblase – in einem gestörten Gleichgewicht des vegetativen Nervensystems. Häufig sind auch psychische Probleme der Auslöser für die Beschwerden.

Die Magnetfeldtherapie mit ihrer harmonisierenden und beruhigenden Wirkung zeigt besonders beim Reizdarm beste Erfolgsaussichten, wenn auch bei akuten Durchfällen Vorsicht geboten ist: Hier könnte es bei der Anwendung der Magnetfeldtherapie zu einer Erstverschlechterung kommen. (In der Regel ist aber auch in solchen Fällen nach drei Behandlungstagen eine Besserung zu erwarten.) Außerdem wirkt die Magnetfeldtherapie durchblutungsfördernd und beruhigend auf das vegetative Nervensystem und schützt darüber hinaus die Schleimhäute.

● **Richtiger Einsatz der Magnetfeldtherapie bei Reizdarm**

Ganzkörpermatte: 2- bis 3-mal täglich je 8 Minuten: morgens und mittags niedrige Intensität, abends niedrigste Intensität.

Lokaler Applikator: 2-mal täglich je 16 Minuten: 8 Minuten im Kreuzbereich mit angewinkelten Beinen mit mittlerer Intensität, 8 Minuten unterhalb des Rippenbogens am Bauch mit niedriger Intensität.

Unterstützende Therapieformen: Symbioselenkung, Enzyme, Akupunktur, Homöopathika, NLP, Osteopathie, Qi Gong, Shiatsu, Phytotherapie (Indischer Flohsamen Plantago Psyllium, Leinsamenöl, Ingwer, Knoblauch, Orangewurzel, Kamille), Verdauungsenzyme, Vitamine (B-Komplex), Supplementierung von Acidophilus- und Bifidusbakterien zur Regeneration der Darmflora.

Anwendungshinweise: Viel trinken!

Hinweise zur Erstreaktion: Bei 3 % können zu Beginn der Therapie Darmreizungen bzw. leichte Krämpfe auftreten.

Erfolgsquote: In 75–80 % der Fälle ist eine gute bis sehr gute Besserung zu verzeichnen.

Rückenschmerzen

Rückenschmerzen sind eine typische Zivilisationskrankheit und rühren wohl hauptsächlich daher, dass sich der Mensch von heute immer weniger körperlich betätigt. Aber auch generelle Fehlhaltungen (z.B. ein falsch eingestellter Bürosessel) oder eine zu weiche Matratze können zu Verspannungen und Verkrampfungen der Rückenmuskulatur führen. Rückenschmerzen sind zudem häufig das Ergebnis von Osteoporose und Übergewicht; psychologische Gründe (z.B. Stress), Herzkrankheiten, Lungenprobleme, Nierenerkrankungen oder Störungen im Darmbereich sind ebenfalls als Auslöser für Rückenbeschwerden bekannt.

Ist ein Teil des Wirbelsäulensystems gestört, beeinträchtigt dies auf Dauer die gesamte Wirbelsäule. Die damit verbundenen Schmerzen können schlagartig auftreten oder sich schrittweise verschlimmern. Rückenschmerzen, die von verspannten Rückenmuskeln herrühren, verschwinden meist innerhalb von 1–2 Wochen von selbst, manchmal können sie aber auch Monate anhalten.

Die Wirkung der Magnetfeldtherapie bei Rückenschmerzen ist vor allem muskelentspannend, entkrampfend, schmerzlindernd und unterstützend.

● **Richtiger Einsatz der Magnetfeldtherapie bei Rückenschmerzen**

Ganzkörpermatte: 1-mal täglich 8 Minuten (morgens) bei mittlerer Intensität (mit niedriger Intensität beginnen – einschleichen!).

Lokaler Applikator: 2- bis 3-mal täglich je 16–24 Minuten: Halswirbelsäulenbereich: niedrige Intensität; Brustwirbelsäulenbereich: niedrige bis mittlere Intensität; Lendenwirbelsäulenbereich: mittlere bis hohe Intensität.

Unterstützende Therapieformen: Entspannungsübungen (z.B. Jacobson-
Training), Biofeedback, Chirotherapie, Homöopathika, Shiatsu, Neuraltherapie. Bei starken akuten Schmerzen helfen heiße Umschläge. Anzuraten sind regelmäßiges Muskeltraining und bei Bedarf auch eine
Gewichtsreduktion.

Anwendungshinweis: Beine anwinkeln! Dadurch kommt es zu einer
Stabilisierung des Beckens und zur Entspannung der Rückenmuskulatur.

Hinweise zur Erstreaktion: In 1–3 % der Fälle kommt es zu einer Kurreaktion.

Erfolgsquote: In 75–80 % der Fälle ist eine gute bis sehr gute Besserung zu
verzeichnen.

Ein Fall aus der Praxis

Herr P., 66 Jahre, hat starke Rückenschmerzen, besonders im unteren
Lendenwirbelsäulenbereich. Die Gesamtkonstitution des Patienten ist
schlecht. Nach zwei Monaten Magnetfeldtherapie hat der Patient
kaum noch Schmerzen, der Kreislauf ist im Gegensatz zu früher in
Ordnung und seine Gesamtkonstitution weit besser. Auch 6 Wochen
später ist Herr P. noch beschwerdefrei.

Schilddrüsenerkrankungen

Hyperthyreose (Schilddrüsenüberfunktion)

Diese Erkrankung äußert sich zunächst in zunehmender Nervosität,
Schlaflosigkeit und einer Art psychischer Labilität. Oft kommt es trotz
dauernden Heißhungers zu Gewichtsverlust. Häufig hat der Betroffene
auch Schweißausbrüche und leichtes Fieber, manchmal auch Durchfall

sowie einen schnelleren Herzschlag und Schmerzen. Eine Überfunktion der Schilddrüse ist in der Schilddrüse selbst begründet (Morbus Basedow) und daher von anderen Einflüssen unabhängig.

Die Magnetfeldtherapie kann unter Umständen bei einer Hyperthyreose kontraindiziert sein – deshalb ist es wichtig, vor einer Behandlung einen Arzt zu konsultieren. Ist die Hyperthyreose einmal medikamentös eingestellt, kann der Patient genauso behandelt werden wie ein Gesunder, auch wenn man bei dieser Gruppe von Patienten mit vermehrten Erstreaktionen, wie z.B. Nervosität, rechnen muss!

Hypothyreose (Schilddrüsenunterfunktion)

Die Schilddrüsenunterfunktion ist sehr schwierig zu erkennen. Sie beginnt meist langsam und ist gekennzeichnet durch Antriebsarmut, Konzentrations- und Gedächtnisschwäche, Kälteempfindlichkeit, Kribbeln in den Fingern, Händen und Füßen sowie eine Muskelschwäche, ohne dass die Muskeln dabei an Umfang abnehmen. Manchmal kommen Verstopfungen und bei Frauen Menstruationsstörungen hinzu. Eine depressive Stimmungslage und Libidoverlust sind weitere mögliche Begleiterscheinungen. Eine Hypothyreose darf auf jeden Fall mit einer Magnetfeldtherapie behandelt werden.

● **Richtiger Einsatz der Magnetfeldtherapie bei Schilddrüsenerkrankungen**

Ganzkörpermatte: 2-mal täglich je 16 Minuten: morgens mit niedriger Intensität, abends mit minimaler Intensität.

Lokaler Applikator (nur bei Unterfunktion): 2-mal täglich je 8 Minuten mit niedriger Intensität im Nackenbereich.

Anwendungshinweis: Viel trinken! Bei Schilddrüsenüberfunktion sollte das Kissen nicht direkt im Nackenbereich eingesetzt werden.

Hinweise zur Erstreaktion: Bei Schilddrüsenüberfunktionen kann es in 3 % der Fälle zu Schwankungen im Hormonspiegel kommen. Typische Anzeichen sind Hitzeempfindlichkeit, Zittern bei ausgestreckten Armen, beschleunigter Herzschlag und Verdauungsstörungen.

Erfolgsquote: Bei Schilddrüsenunterfunktion kann in 65 % der Fälle ein guter Erfolg erzielt werden, bei Schilddrüsenüberfunktion nur nach medikamentöser Einstellung.

Ein Fall aus der Praxis

Frau F., 36 Jahre, litt an Schlafstörungen und Schilddrüsenfunktionsstörungen. Die Beschwerden waren so gravierend, dass sie ihren Lebensalltag nicht mehr normal bewältigen konnte. Nach drei Wochen Magnetfeldtherapie ist Frau F. völlig beschwerdefrei. Sie konnte verschiedene Medikamente absetzen und befindet sich in gutem Allgemeinzustand.

Schlaganfall

In den westlichen Industrieländern erleidet beinahe alle fünf Minuten ein Mensch einen Schlaganfall, wobei man schätzt, dass durch die Reduktion der Risikofaktoren jeder zweite Schlaganfall vermieden werden könnte. Zur ersten Risikogruppe gehören Menschen, die an Bluthochdruck oder Arteriosklerose leiden (eine 40 Jahre alte Person mit Bluthochdruck ist 30-mal mehr gefährdet, einen Schlaganfall zu erleiden, als die gleiche Person ohne Bluthochdruck). Aber auch Rauchen, Diabetes, ein hoher Cholesterinwert und Stress fördern die Apoplexie. Orale Kontrazeptiva (die »Pille«) stellen besonders in Verbindung mit dem Rauchen einen hohen Risikofaktor dar.

In der Regel kündigt sich ein Schlaganfall durch scheinbar harmlose Warnzeichen (kurze Schwindelanfälle, vorübergehende Gefühls- oder Gangstörungen, plötzliche Sprach- oder Sehstörungen) an. Werden diese Symptome ignoriert und kommt es zu einem »echten« Schlaganfall, kann dieser schwerwiegende Lähmungen mit sich bringen (sind größere Teile des Gehirns betroffen, kommt es zu einer halbseitigen Lähmung). Weitere Folgen eines Schlaganfalls können Gedächtnisverlust, Schwierigkeiten beim Sprechen oder Gehen sowie Probleme mit der Gefühls- und Bewegungskontrolle sein.

Durch die durchblutungsfördernde Wirkung der Magnetfeldtherapie kann eine raschere Regeneration der Nervenzellen bei Apoplexie-patienten erreicht werden (bessere Sauerstoffversorgung des Gehirns). Zudem kommt es zur Beschleunigung der Heilungsprozesse und zur Aktivierung müder, nicht abgetöteter Hirnzellen (Funktionsgewinn).

In der Wiederherstellungs- und Aufbauphase nach einem Schlaganfall (Rehabilitation) spielt die Magnetfeldtherapie eine besonders wichtige Rolle und wird immer öfter eingesetzt. Besonders bei Gangstörungen, Lähmungen, Spastiken, aber auch bei Parästhesien und Kribbelgefühlen sind gute Erfolge zu erzielen. Auch klinische Studien zeigen, dass sich die Magnetfeldtherapie nach einem Hirnschlag als überaus nützlich erweist: Die beobachteten Patienten konnten motorische Fähigkeiten schneller wiedererlangen; die Tendenz zu Lähmungen nahm deutlich ab.

Auch in der Prophylaxe (Vorbeugung vor weiteren Schlaganfällen!) ist die Magnetfeldtherapie von Bedeutung.

● Richtiger Einsatz der Magnetfeldtherapie bei Apoplexie

Ganzkörpermatte: 2- bis 4-mal täglich je 8–16 Minuten: morgens bei hoher Intensität, mittags bei mittlerer Intensität, nachmittags und abends jeweils niedrige Intensität.

Unterstützende Therapieformen: Bewegungs- und Physiotherapie, Akupunktur, Homöopathika, Phytotherapie (Gingko biloba, Baldrian, Ginseng, Gotu Kola, Traubenkernextrakt, Knoblauch), essenzielle Fettsäuren (Nachtkerzenöl, Boretschöl, Johannisbeeröl), Vitamine und Mineralstoffe (Vitamin C, B-Vitamine, Vitamin E, Selen).

Anwendungshinweise: Therapie so früh wie möglich beginnen; der rechtzeitige Beginn ist für den Erfolg entscheidend!

Dauer der Behandlung: Möglichst intensiv über mehrere Monate, je früher desto besser. Je länger der Hirnschlag zurückliegt, desto länger muss behandelt werden.

Erstreaktionen sind in diesem Fall nicht zu erwarten.

Erfolgsquote: Bei 70–80 % der Fälle ist eine gute bis sehr gute Besserung zu erwarten.

Ein Fall aus der Praxis

Frau T., 51 Jahre, erlitt im Januar 1997 ihren ersten Schlaganfall, zwei Monate später den nächsten, den dritten im Dezember 1997. Danach konnte die Patientin ihre Hände nicht mehr bewegen, sie hatte enorme Sprachstörungen, war an den Rollstuhl gefesselt und konnte die Toilette nicht mehr selbstständig benutzen. Frau T. war auf ständige Hilfe angewiesen und benötigte täglich 15–20 verschiedene Medikamente.

Nach etwa drei Monaten Magnetfeldtherapie konnte Frau T. wieder gehen, die linke Hand vollständig bewegen und selbst essen. Auch das Sprechen funktioniert nun wieder. Den Rollstuhl und die Medikamente benötigt sie inzwischen nicht mehr.

Schmerzen

Ursprünglich hat der Schmerz eine Warnfunktion, denn er signalisiert dem Körper, dass im Organismus bedrohliche Vorgänge ihren Lauf nehmen. Wird der Schmerz aber chronisch, so kann er sich zur »Schmerzkrankheit« auswachsen und hat dann, im Gegensatz zum akuten Schmerz, keine hilfreiche Funktion mehr.

Die Wahrnehmung des Schmerzes läuft über so genannte Schmerzrezeptoren, die die Reize aufnehmen und an das Gehirn weiterleiten – und hier setzt die Magnetfeldtherapie an: Ihre Wirkung liegt darin, dass die Reizschwelle durch Hyperpolarisation nach oben gesetzt und die Schmerzleitung für kurze Zeit unterbrochen wird. Durch das Anheben der Reizschwelle muss der Schmerz daher wesentlich intensiver sein, um vom Gehirn wahrgenommen zu werden. Das bedeutet also nicht, dass das »Warnsignal Schmerz« ausgeschaltet wird, sondern vielmehr eine Linderung von chronischen Schmerzen. Verschiedene Studien haben bewiesen, dass pulsierende Magnetfelder bei Schmerzpatienten zu einer deutlichen Verringerung der Schmerzempfindung führen.

● **Richtiger Einsatz der Magnetfeldtherapie bei Schmerzen**

Ganzkörpermatte: 2- bis 3-mal täglich je 8 Minuten: bei niedriger Intensität.

Lokaler Applikator: 4- bis 5-mal täglich je 16–24 Minuten bei hoher Intensität (kein Einschleichen), örtlich.

Unterstützende Therapieformen: Akupunktur, Entspannungsübungen, Neuraltherapie, Osteopathie, Chiropraxis, Kneipp-Kur, Biofeedback.

Anwendungshinweis: Je akuter der Schmerz, desto häufiger und umso intensiver sollte die Behandlung sein.

Hinweise zur Erstreaktion: Eine Erstreaktion (bei ca. 7 %) ist von vielen Einflüssen abhängig; in der Regel eher bei chronischen Schmerzen zu erwarten.

Erfolgsquote: In 80–85 % der Fälle kann eine gute bis sehr gute Besserung verzeichnet werden.

Ein Fall aus der Praxis

Herr K., 51 Jahre, klagte über sehr starke Hüftschmerzen auf der rechten Seite und starke Verspannungen im Schulter- und Nackenbereich. Herr K. war auf schwere Schmerztabletten angewiesen, litt aber dennoch aufgrund der Schmerzen an dauernden Schlafstörungen. Nach 14-tägiger Behandlung mit Magnetfeldtherapie waren die Hüftschmerzen verschwunden, die Verspannungen besserten sich nach 3 Wochen deutlich. Auch die Schlafstörungen verschwanden. Die Medikamente braucht Herr K. heute nur noch im Ausnahmefall, da er das Magnetfeld regelmäßig anwendet.

Schwindel, Morbus Ménière

Über Schwindel wird in der Allgemeinpraxis sehr häufig geklagt. Etwa 45 % der Patienten über 70 Jahre leiden an einem so genannten Altersschwindel, der im Zuge von Gefäßerkrankungen oder niedrigem Blutdruck entstehen kann. Auch neurologische Erkrankungen, z.B. ein Schlaganfall, ein Hirntumor (Kleinhirnbrückenwinkel-Syndrom), Multiple Sklerose, Störungen im Bereich der Augen (wie z.B. Brechungsfehler oder Brillenfehler) sowie Störungen der Augenmuskeln können Schwindelattacken auslösen. 30 % der Schwindelanfälle sind psychischer Art, überlappend mit funktionellen Blutdruckstörungen. Auch Innenohrerkrankungen können zu Schwindelattacken führen.

Man unterscheidet zwischen einem Schwindel systematischer und einem Schwindel unsystematischer Art. Beim systematischen Schwindel gibt es eine Richtungskomponente. Die Ursache ist häufig eine Störung des Gleichgewichtsorgans im Innenohr. Diese Form äußert sich als Schwank-Dreh-Schwindel mit einseitiger Fallneigung. Der unsystematische Schwindel hat keine Richtungskomponente. Unsicherheit, Benommenheit, Schwarzwerden vor den Augen und ein »Sich-taumelig-Fühlen« sind die typischen Zeichen. Als Ursache kommen Herzrhythmusstörungen, Herzinsuffizienz, aber auch Blutverlust nach schweren Unfällen und Stoffwechselstörungen infrage. Infektionskrankheiten, wie z.B. die simple Grippe, Scharlach oder Röteln können Schwindel verursachen. Die Störungen können im Ohr liegen, wie z.B. beim Morbus Ménière: Immer wiederkehrende Schwindelattacken, die über mehrere Stunden anhalten, sind von Ohrgeräuschen, Ohrdruckgefühl und einer Überempfindlichkeit gegenüber Schall begleitet. Oft kommen Erbrechen und eine gerichtete Fallneigung dazu. Eine Innenohrschwerhörigkeit tritt nur im Anfall auf.

Bei Schwindel verbessert die Magnetfeldtherapie bei mittlerer Intensität die Mikrodurchblutung im Ohr und hat möglicherweise direkte Einflüsse auf das Innenohr.

● **Richtiger Einsatz der Magnetfeldtherapie bei Schwindel**

Ganzkörpermatte: 2-mal täglich je 8 Minuten: morgens bei mittlerer Intensität (einschleichend), abends minimale Intensität.

Lokaler Applikator: 1- bis 2-mal täglich je 8 Minuten bei niedriger bis mittlerer Intensität (einschleichend), im Bereich des Nackens.

Am »Tor des Ohres« (Hautgrube am Vorderrand des Ohres): 1- bis 2-mal täglich je 8 Minuten bei hoher Intensität (einschleichend).

Unterstützende Therapieform: Phytotherapie (Gingko biloba).

Besondere Hinweise zur Anwendung: Viel trinken! Wichtig ist eine bequeme Lage, bei der kein Schwindel auftritt. Nach dem Hinlegen sollte man ein paar Minuten verstreichen lassen, bevor mit der Therapie begonnen wird.

Hinweise zur Erstreaktion: In 10 % kann anfänglich ein leichtes Schwindelgefühl auftreten. Lösung: Dosisanpassung, höhere Wasseraufnahme.

Erfolgsquote: In 60 % der Fälle kann eine gute bis sehr gute Besserung erzielt werden.

Ein Fall aus der Praxis

Frau B., 70 Jahre, leidet nach einem Autounfall an Schwindelgefühl und Halswirbelsäulen-Syndrom. Nach der fünften Behandlung mit dem Magnetfeld werden die Sensibilitätsstörungen deutlich geringer. Frau B. fühlt sich vitaler und voller Energie, die Schmerzen haben sich deutlich gebessert und der Schwindel ist verschwunden.

Sehnenscheidenentzündung

Sehnenscheidenentzündungen treten am häufigsten in den Hand-, Schulter- und Sprunggelenken auf. Die Patienten klagen über Bewegungsschmerz im Sehnengebiet, Druckschmerz, bewegungsabhängige Reibegeräusche (»Schneeknirschen«), Rötung und Schwellung. Sichtbare

Zeichen sind Funktionsstörungen und Schonhaltung. Die Magnetfeldtherapie, kombiniert mit Wärme und funktionellen Verbänden, erweist sich bei chronischen Formen als besonders wirkungsvoll.

● **Richtiger Einsatz der Magnetfeldtherapie bei Sehnenscheidenentzündungen**

Lokaler Applikator: 3- bis 4-mal täglich je 16–24 Minuten bei maximaler Intensität.

Unterstützende Therapieformen: Kältebehandlungen, Unterwassermassagen, Ultraschall, Iontopherese, perkutane Therapie mit Schmerzmitteln und eventuell die Verabreichung von nichtsteroidalen Antirheumatika. Insbesondere sollte auf Schonung und Ruhigstellung des betroffenen Gelenks geachtet werden, um Komplikationen bzw. ein Übergreifen der Beschwerden zu verhindern.

Sportverletzungen

Im internationalen Spitzensport von Einzelathleten und ganzen Mannschaften dient die Magnetfeldtherapie zur Wettkampfvorbereitung – sie gilt bei Insidern förmlich als »legales Doping« –, zur optimalen Regeneration nach dem Einsatz und zur Behandlung sämtlicher Sportverletzungen. Hier führt sie zu einer deutlich schnelleren Erholung.

Generell werden der Magnetfeldtherapie nach Sportverletzungen folgende Effekte zugeschrieben: Schmerzen und Schwellungen werden durch die verbesserte Durchblutung gelindert, der Heilungsprozess (etwa nach Knochenverletzungen, Muskelzerrungen oder -rissen) wird beschleunigt. Entzündliche Prozesse können rascher zum Abklingen gebracht werden. Bei komplizierten Verletzungen ist die Magnetfeldtherapie im Rahmen einer (auf den jeweiligen Fall abgestimmten) Kombinationstherapie am Erfolg versprechendsten. Aber auch prophylaktisch, also um Verletzungen vorzubeugen, und als Unterstützung in der Regenerationsphase nach dem Sport leistet die Magnetfeldtherapie sehr gute Dienste.

● **Richtiger Einsatz der Magnetfeldtherapie bei Sportverletzungen**

Ganzkörpermatte: Vor Höchstleistungen sehr hohe Intensität, nach sportlichen Höchstleistungen niedrige bis mittlere Intensität zur Regeneration.

Lokaler Applikator: Einsatz bei Sportverletzungen in sehr hohen Intensitäten.

Unterstützende Behandlungsformen bei Sportverletzungen: Akupunktur, Chirotherapie, Entspannungsübungen, Massagen, Osteopathie, Physiotherapie.

Erstreaktionen beobachtet man bei Sportlern so gut wie nie.

Ein Fall aus der Praxis

Frau H., 32 Jahre, ist Leistungssportlerin im Siebenkampf. Beim Weitsprungtraining zog sie sich eine schwere Zerrung der linken Oberschenkelbeugemuskulatur zu – Schluss mit dem Training und das 14 Tage vor einem wichtigen Wettkampf! Bereits nach drei Anwendungen der Magnetfeldtherapie kann die Athletin fast schmerzfrei gehen. Nach fünf Sitzungen nimmt sie ihr Training wieder auf. Nach 10 Tagen siegt sie im 100-Meter-Lauf und im Weitsprung. Eine Woche später gewinnt sie bei den Kreismeisterschaften gleich mehrere erste Preise.

Starerkrankungen: grauer Star (Katarakt) und grüner Star (Glaukom)

Ein Katarakt ist eine Trübung der Linse: Das Hauptsymptom ist dabei ein verschwommenes Bild, das auch nur auf einem Auge auftreten kann. Die genaue Ursache ist unbekannt, aber Diabetes, eine Netzhautablösung, Verletzungen der Linse, längerer Drogenkonsum oder hohe Dosen radioaktiver Strahlen, aber auch der grüne Star können zum grauen Star führen. Eine erfolgreiche Behandlung schließt das Entfernen der getrübten Linse mit ein; danach müssen Spezialgläser oder Kontaktlinsen getragen werden.

Beim Glaukom handelt es sich um Krankheitserscheinungen am Auge, die aufgrund eines zu starken Drucks im Augapfel entstehen. Der Druck entsteht dadurch, dass die Kammerflüssigkeit nicht normal abfließen kann. Es sind verschiedene Krankheitsauslöser bekannt, etwa Augeninfektionen, Operationen, Medikamente, Drogen und Katarakte. Der graue Star tritt hauptsächlich bei Personen über dem 40. Lebensjahr auf, wobei es meist keine Warnsignale gibt. Daher ist es für diese Personengruppe besonders wichtig, regelmäßig zur Augenkontrolle zu gehen, im Speziellen wenn die Krankheit in der Familie liegt.

Die Magnetfeldtherapie wirkt bei Augenerkrankungen insbesondere durchblutungsfördernd, entzündungshemmend und entspannend auf die Augenmuskulatur. Sie verbessert den Abfluss des Kammerwassers unter günstigen Voraussetzungen und fördert das Immunsystem.

● Richtiger Einsatz der Magnetfeldtherapie bei Augenerkrankungen

Lokaler Applikator (an der Schläfe): 2-mal täglich je 16 Minuten bei hoher Intensität (einschleichend).

Lokaler Applikator (im Nackenbereich): 8 Minuten (niedrige Intensität).

Unterstützende Therapieformen: Sehübungen, Akupunktur, Homöopathie, NLP, Vitamine und Spurenelemente (Vitamin A, Zink), Phytotherapeutika (Augentrost, Traubenkernextrakt, Gingko biloba), Alpha-Liponsäure (Katarakt); bei Retinopathie: Haifischknorpelextrakt.

Anwendungshinweise: Am Auge sollte die Magnetfeldtherapie nicht nach 17 Uhr angewendet werden!

Hinweise zur Erstreaktion: In 5 % der Fälle kommt es zu Schlafstörungen, v.a. wenn die Therapie nach 17 Uhr durchgeführt wird.

Erfolgsquote: In 30–50 % der Fälle gute bis sehr gute Besserung, abhängig von der Art der Erkrankung.

Herr A., 75 Jahre, leidet an Diabetes mellitus, Kataraktenbildung in beiden Augen, schlechter Durchblutung, Einschlafstörungen. Nach zwei Wochen Magnetfeldtherapie bemerkt er eine wesentliche Verbesserung der Durchblutung, er schläft besser und hat eine verbesserte Verdauung. Nach fünf Monaten Magnetfeldtherapie sind die Zuckerwerte stabil, die Wundheilung hat sich enorm verbessert. Die Augen müssen nicht mehr operiert werden, da sich die Katarakte zurückgebildet haben. Der Bewegungsapparat ist schmerzfrei.

Stress- und Konzentrationsstörungen

Stress bedeutet für unseren Körper im Grunde, dass er in Alarmbereitschaft versetzt wird: Der Herzschlag steigt, der Puls wird schneller, die Blutgefäße unter der Haut verengen sich. Die Stressreaktion schützt den Menschen seit Jahrmillionen vor schädlichen Einflüssen, sie versetzt den Körper in Kampfbereitschaft oder ermöglicht ihm die Flucht.

Durch unsere heutige Lebensweise wird aus dieser »Ausnahmesituation« allerdings allzuoft ein Dauerzustand. Dann fehlt dem menschlichen Körper die Zeit zur Erholung; es kann zu einem dauerhaften Bluthochdruck kommen, zu einer Erkrankung der Herzkranzgefäße und schließlich zum Herzinfarkt.

Auf Dauer schwächt das Stresshormon Kortisol das Immunsystem; dadurch steigt die Anfälligkeit für Infektionskrankheiten. Störungen der Sexualfunktion (Libidoverlust) oder im Verdauungstrakt (Gastritis, Colitis, Darmentzündung, Geschwüre u.v.m.) sind häufige Folgen von Dauerstress, zudem steigt das Risiko einer Tumorbildung. Auch Aggressionen, Depressionen oder andere psychische Störungen haben hier ihre Ursachen. Bei Kindern äußert sich Stress oft in Asthma.

Die Ursache von Stress findet sich am häufigsten im Berufsleben, in der Familie oder – bei Kindern – durch einen überhöhten Erwartungsdruck der Eltern. Stress kann durch Außenreize (Lärm, Hektik, Straßenverkehr usw.) noch zusätzlich verstärkt werden und zu Konzentrationsstörungen (geringe Aufmerksamkeit, erhöhte Ablenkbarkeit) führen – bei Kindern nicht selten der Grund für Schulprobleme. Deshalb ist es wichtig, rechtzeitig Strategien zur Stressbewältigung zu entwickeln.

Die Magnetfeldtherapie kann Stressgeplagten über das vegetative Nervensystem zur völligen Entspannung verhelfen und dazu beitragen, das seelische Gleichgewicht wiederherzustellen. Wissenschaftliche Untersuchungen zeigen, dass Magnetfelder eine effektive Methode bei der Behandlung von stressbedingten Erkrankungen darstellen. Die Wirkung und der richtige Einsatz der Magnetfeldtherapie werden unter dem Stichwort »Depression« (S. 88 f.) erläutert.

Vegetative Dystonien

Bei vegetativen Dystonien handelt es sich um Gleichgewichtsstörungen des vegetativen Nervensystems. Häufig auftretende Symptome sind dabei innere Unruhe, verminderte körperliche und geistige Leistungsfähigkeit, Schlafstörungen, Kopfschmerzen, Druckgefühle in der Herzgegend, Schwächeanfälle, Schweißneigung, Hitzewallungen oder Kältegefühl, Appetitlosigkeit, Hautjucken, Zittern der Hände, Schwindel und Atembeschwerden bis hin zu asthmatischen Erscheinungen, wobei alle diese Symptome teilweise oder zusammen auftreten können. Bei Frauen machen sich zudem oft Menstruationsstörungen, bei Männern Potenzstörungen bemerkbar.

Die Ursachen können vielfältig sein: Bekannt sind u.a. allergische Reizzustände des Körpers aufgrund von Herdinfektionen, Folge- und Begleiterscheinungen von Erkrankungen der inneren Organe, Vergiftungen durch Genussmittel (Nikotin, Bohnenkaffee, Alkohol) oder auch Umweltbelastungen durch Wohnverhältnisse oder die Arbeitsstätte. Verstärkend wirken können darüber hinaus Fehlernährung, Vitamin- und Mineralsalzmangel und eine exzessive Lebensweise (physische und psychische Überanstrengung).

Die Magnetfeldtherapie kann bei vegetativen Dystonien durchblutungsfördernd und beruhigend über das vegetative Nervensystem wirken, zudem stärkt sie das Immunsystem.

● **Richtiger Einsatz der Magnetfeldtherapie bei vegetativen Dystonien**

Ganzkörpermatte: 3-mal täglich je 16 Minuten bei niedriger Intensität.

Unterstützende Therapieformen: Entspannungstraining, Homöopathika; allgemein sollte auf vernünftige Lebensweise geachtet werden.

Hinweise zur Erstreaktion: In einzelnen Fällen ist ein Unbehagen während der Behandlung zu beobachten.

Erfolgsquote: In 70–75 % der Fälle kann eine gute bis sehr gute Besserung verzeichnet werden.

Ein Fall aus der Praxis

Herr K., 43 Jahre, leidet an Dysregulation der Schilddrüse. Er klagt über Einschlafstörungen und allgemeine vegetative Erschöpfungszustände. Nach einer Woche Magnetfeldtherapie fühlt sich Herr K. nicht mehr so »ausgepowert«, er hat das Gefühl, ruhiger zu werden. Nach 14 Tagen sind die Einschlafstörungen zum großen Teil verschwunden, er ist vegetativ ruhiger, zeigt weniger Aggressionen und fühlt sich kräftiger. Nach dreiwöchiger Therapie schläft Herr K. sehr gut ein, ist ausgeglichener als früher und allgemein fitter.

Verdauungsstörungen (Verstopfung und Durchfallerkrankung)

Die Ursachen für eine gestörte Verdauung liegen in den meisten Fällen in unserer Lebensweise: Falsche Ernährung (zu wenig Ballaststoffe), Bewegungsmangel und Medikamentenmissbrauch sind nur einige der möglichen Faktoren, die zu chronischer Verstopfung führen. Aber auch verschiedene Krankheiten (Leber- und Gallenerkrankungen, Tumoren),

Schwangerschaft oder psychische Probleme sind häufig der Auslöser für Verdauungsschwierigkeiten (an denen die Hälfte der Mitteleuropäer leidet!)

Was Durchfälle betrifft, so sind die meisten kurzfristig und harmlos. Sollten jedoch zusätzlich Fieber, Appetitverlust oder eine andere Erkrankung auftreten, benötigt der Betroffene medizinische Hilfe, da eine »Entwässerung« droht.

Die Magnetfeldtherapie wirkt bei Verdauungsstörungen harmonisierend auf das vegetative Nervensystem, ausgleichend und beruhigend. Sie reguliert den Bauchbereich (»Solar-Plexus« und »Plexus-Myentericus«) und normalisiert die Peristaltik (Beweglichkeit) des Darms.

● Richtiger Einsatz der Magnetfeldtherapie bei Verdauungsstörungen

Ganzkörpermatte: 3-mal täglich je 16 Minuten bei niedriger Intensität.

Lokaler Applikator: 2-mal täglich je 8 Minuten bei niedriger Intensität am Unterrand des Rippenbogens (»epigastrischer Winkel«).

Unterstützende Therapieformen: Symbiosenlenkung (die Darmflora regulierende Maßnahme), Aromatherapie, Ayurveda, Biofeedback, Phytotherapie bei Verstopfung (Indischer Flohsamen Plantago Psyllium, Leinsamenöl, Aloe vera, Kreuzdornrinde, Rhabarberwurzel, Himbeerblätter); zur Regeneration der Darmflora: Supplementierung mit Acidophilus- und Bifidobakterien.

Ein Fall aus der Praxis

Frau H.-T., 60 Jahre, hatte ein halbes Leben unter Verstopfung gelitten, daneben plagten sie halbstündliche Wallungen und unerklärbare Fußschmerzen. Nach etwa dreimonatiger Behandlung mit dem Magnetfeld funktioniert nicht nur ihre Verdauung ausgezeichnet, auch die Wallungen sind größtenteils verschwunden und ihr Fuß bereitet keine Probleme mehr.

Anwendungshinweise: Viel trinken! (3 Liter pro Tag)

Hinweise zur Erstreaktion: Bei ca. 5 % kommt es zu leichten Blähungen.

Erfolgsquote: In 70–80 % der Fälle gute bis sehr gute Besserung.

Wundheilung, Verbrennungen

Im Normalfall ist der menschliche Körper in der Lage, Wunden nach Verletzungen rasch wieder zu schließen (je nach Größe der Wunde dauert dies durchschnittlich drei Minuten). Verantwortlich für den Wundverschluss sind spezielle Bindegewebszellen, so genannte Fibroblasten. Verheilen Wunden schlecht oder nur langsam, kann dies verschiedene Ursachen haben, manchmal sind auch bestehende Krankheiten der Grund dafür (z.B. Diabetes).

In einer Reihe von wissenschaftlichen Studien über die Anwendung von Magnetfeldtherapie bei schlecht heilenden Wunden wird beschrieben, dass das Magnetfeld hier eine sehr positive Wirkung zeigt: Einerseits kommt es zu einer allgemein besseren Sauerstoffversorgung, zum zweiten werden die Fibroblasten direkt stimuliert, was die Wundheilung beschleunigt und die Narbenbildung verbessert. Untersuchungen haben außerdem ergeben, dass in 80 % der Fälle bereits nach den ersten Behandlungen eine schmerzstillende Wirkung spürbar ist. Die Schmerzlinderung ist insbesondere bei Verbrennungen (auch: Sonnenbrand) von Bedeutung.

Auch bei Hautgeschwüren, z.B. bei Dekubitus (»Wundliegen«) oder Gangränen, ist die Magnetfeldtherapie eine wertvolle Stütze. Die Wirkung und der richtige Einsatz der Magnetfeldtherapie werden unter dem Stichwort »Akne« (S. 70 f.) erläutert.

Erfolgsquote: In über 80 % der Fälle ist eine gute bis sehr gute Besserung zu erzielen, bei Verbrennungen in 75 % der Fälle eine gute bis sehr gute Besserung. Bei Dekubitus kann in 70–75 % der Fälle eine gute bis sehr gute Besserung verzeichnet werden.

Herr L., 42 Jahre, wurde durch ausspritzendes, kochendes Wasser im Gesicht stark verbrüht. An einem Auge war eine Ablösung der Hornhaut festzustellen. Im Krankenhaus wurde er mit Salben behandelt und bekam einen Vollverband über beide Augen und den Großteil seines Gesichts. Wieder daheim, behandelte er die betreffenden Stellen täglich mehrere Male mit einem Magnetfeldgerät (lokaler Applikator). Bereits vier Tage nach dem Unfall war die Heilung so weit fortgeschritten, dass Her L. den Verband abnehmen konnte. Zur Routineuntersuchung am Montag der folgenden Woche erschien er wieder bei der behandelnden Ärztin. Sie war völlig überrascht, ihn in so guter Verfassung zu sehen: Die Hornhaut war wieder in Ordnung und die Verbrennungen im Gesicht erstaunlich gut verheilt.

Zahn- und Kiefererkrankungen

In der Zahnmedizin, insbesondere in der Kieferorthopädie, stellt die Magnetfeldtherapie eine echte Bereicherung dar. Zudem kann mit wachsender technischer Verfeinerung der Geräte das Magnetfeld immer wirkungsvoller eingesetzt werden.

Die Wirkung der Magnetfeldtherapie in der Zahn- und Kieferheilkunde ist sehr vielfältig: In erster Linie ist der schmerzstillende und entspannende Effekt zu erwähnen. Außerdem wirkt die Magnetfeldtherapie durchblutungsfördernd und abschwellend, sie festigt das Zahnfleisch und die Zahnaufhängung und verhindert den Kieferknochenabbau.

Wissenschaftliche Studien beweisen, dass die Therapie nach kieferchirurgischen Eingriffen hilft, eine zügige und komplikationslose Heilung sicherzustellen (z.B. rascherer Wundverschluss nach Zahnextraktionen, rascherer Verschluss der Zahnfleischtaschen). Aber auch bei unspezifischen Zahn- und Kieferschmerzen, bei chronischen Nasennebenhöhlenentzündungen, idiopathischen Trigeminusneuralgien, bei

Capsulitis am Kiefergelenk (im Speziellen auch bei Kompressionen), zur Herdbehandlung im Ober- und Unterkiefer und neuerdings, aufgrund aktueller Studienergebnisse, auch als unterstützende Therapie bei der Behandlung von Parodontose (Zahnfleischschwund) bewährt sich die Magnetfeldtherapie hervorragend.

Vor der Behandlung eingesetzt, kann die beruhigende Wirkung des Magnetfeldes dazu beitragen, dass der Patient weniger Angst verspürt und Betäubungsmittel eingespart werden können.

● **Richtiger Einsatz der Magnetfeldtherapie in der Zahn- und Kieferheilkunde**

Lokaler Applikator: 3- bis 5-mal täglich je 16 Minuten bei niedriger Intensität an den Kiefergelenken sowie außen am Zahnfleisch mit kreisenden Bewegungen über dem gesamten Kieferbereich bzw. dem Krankheitsherd.

Unterstützende Therapieformen: Kinesiologie, Phytotherapeutika (Traubenkernextrakt).

Anwendungshinweise: Eine Trigeminusneuralgie kann mit Zahnschmerzen verwechselt werden, verträgt aber keine Berührung. Vorsicht, Abstand halten!

Erstreaktionen sind in diesem Fall nicht zu erwarten.

Erfolgsquote: In 70–80 % der Fälle gute bis sehr gute Besserung, besonders bei Kiefergelenksperren und Parodontosen.

Ein Fall aus der Praxis

Frau T., 50 Jahre, litt an massivem Zahnfleischschwund mit Zahnlockerungen im gesamten Kiefer. Nach vier Monaten Magnetfeldtherapie (dreimalige tägliche Behandlung) war das Zahnfleischbluten verschwunden, die Zähne sitzen nun fest und das Zahnfleisch beginnt sich zu regenerieren.

Literaturhinweise

Jakob Coudenhove, Dr. Christian Thuile: Heilende Schwingungen. Molden Verlag, Wien 1999.
Ein sehr persönliches, anschaulich geschriebenes Buch mit vielen Erfahrungsberichten, das besonders gut lesbar ist.

Dr. Christian Thuile: Praxis der Magnetfeldtherapie. Hrsg. von der Internationalen Ärztegesellschaft für Energiemedizin, Wien 1999.
Wissenschaftlich fundiert und ausführlich dokumentiert, ist dieses Buch dabei gut verständlich und freundlich illustriert.

Dr. Christian Thuile: Das große Buch der Magnetfeldtherapie. Hrsg. von der Internationalen Ärztegesellschaft für Energiemedizin, Wien 1998.
Eine umfassende Behandlung des Themas, mit vielen Beiträgen von Spezialisten und Fachkollegen, bestens dokumentiert, gleichermaßen für den Arzt wie für den interessierten Laien.

Dr. Christian Thuile: Studienbuch Magnetfeldtherapie. MRS: Grundlagen, Studien, Erfahrungen. Biomedic Media AG, St. Gallen 2001.

Holger Hannemann: Energiemedizin. Ariston Verlag, München 1995.
Ausführliche Behandlung verschiedener Bereiche der Energiemedizin, darunter auch der Magnetfeldtherapie.

Karl Heinz Hanusch: Magnetfeldtherapie. Schmerzen lindern – natürlich und ohne Nebenwirkungen. W. Jopp Verlag, Wiesbaden 1998.
Das Buch enthält außer historischen und physikalischen Aspekten der Magnetfeldtherapie auch viele praktische Hinweise zur Anwendung.

Dr. Otto Stemme: Physiologie der Magnetfeldbehandlung. Grundlagen, Wirkungsweise, Anwendungen. Dr. Otto Stemme Verlag, München 1992.
Alle, die es ganz genau wissen wollen, finden hier Wissenschaft pur und sogar das Handwerkszeug, um ein Magnetfeld und seine Wirkungsweise auf den menschlichen Körper mit Formeln zu berechnen.

Ulrich Warnke: Die dritte Kraft.
Klassiker zur Magnetfeldtherapie; wissenschaftlicher Forschungsbericht aus erster Hand.

Ron Lawrence, Paul Rosch, Judith Plowden: Magnet Therapy. The Pain Cure Alternative. Prima Publishing, Rocklin 1998.
In anschaulicher Form, praxisnah und humorvoll führen die ausgewiesenen Fachleute in die Geschichte der Magnetbehandlung und Schmerztherapie ein. Auch für den Laien ein ausgemachtes Lesevergnügen.

Noel C. Norris: The Book of Magnetic Healing and Treatments. Bentley 1995, ISBN 0–646 2408-6-2.
Ein praxisnahes Buch für Behandler und Laien, das die Behandlung mit Akupressur mit Magneten, magnetisiertem Wasser und Permanentmagneten in den Mittelpunkt stellt.

George Washnis, Richard Hricak: Discovery of Magnetic Health. A Health Care Alternative. Nova Publishing Company, Rockville 1993, ISBN 0–963 9560–1-0.
Gespickt mit interessanten Informationen behandelt dieses Buch das Zusammenwirken von Magnetfeldtherapie und alternativen Heilmethoden und unserer Ernährung. Die Autoren gehen auf Permanentmagneten, aber auch auf pulsierende elektromagnetische Felder ein.

Wilfried Andrä, Hannes Nowak (Hrsg.): Magnetism in Medicine. A Handbook. Wiley-VCH, Berlin 1998.
Eine wissenschaftliche Darstellung der Anwendungsbereiche magnetischer Felder und Energie in der modernen Medizin.

Sachverzeichnis